西原理恵子×月乃光司の
おサケについてのまじめな話

アルコール依存症という病気

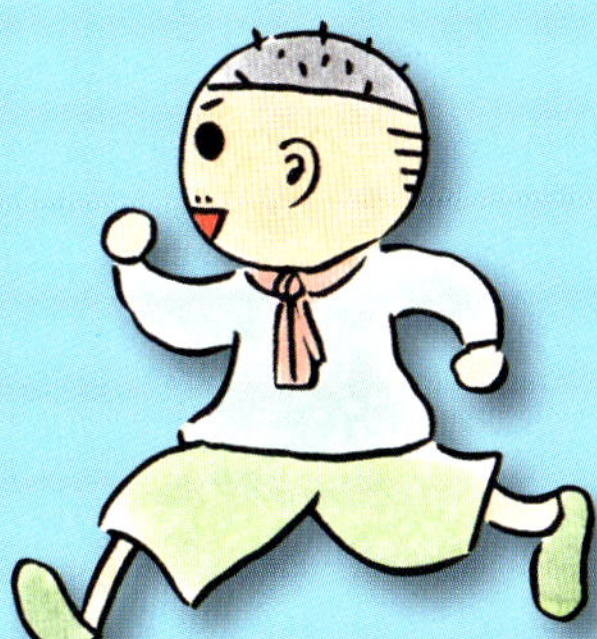

小学館

装画・口絵・本文イラスト　西原理恵子
ブックデザイン　海野　幸裕

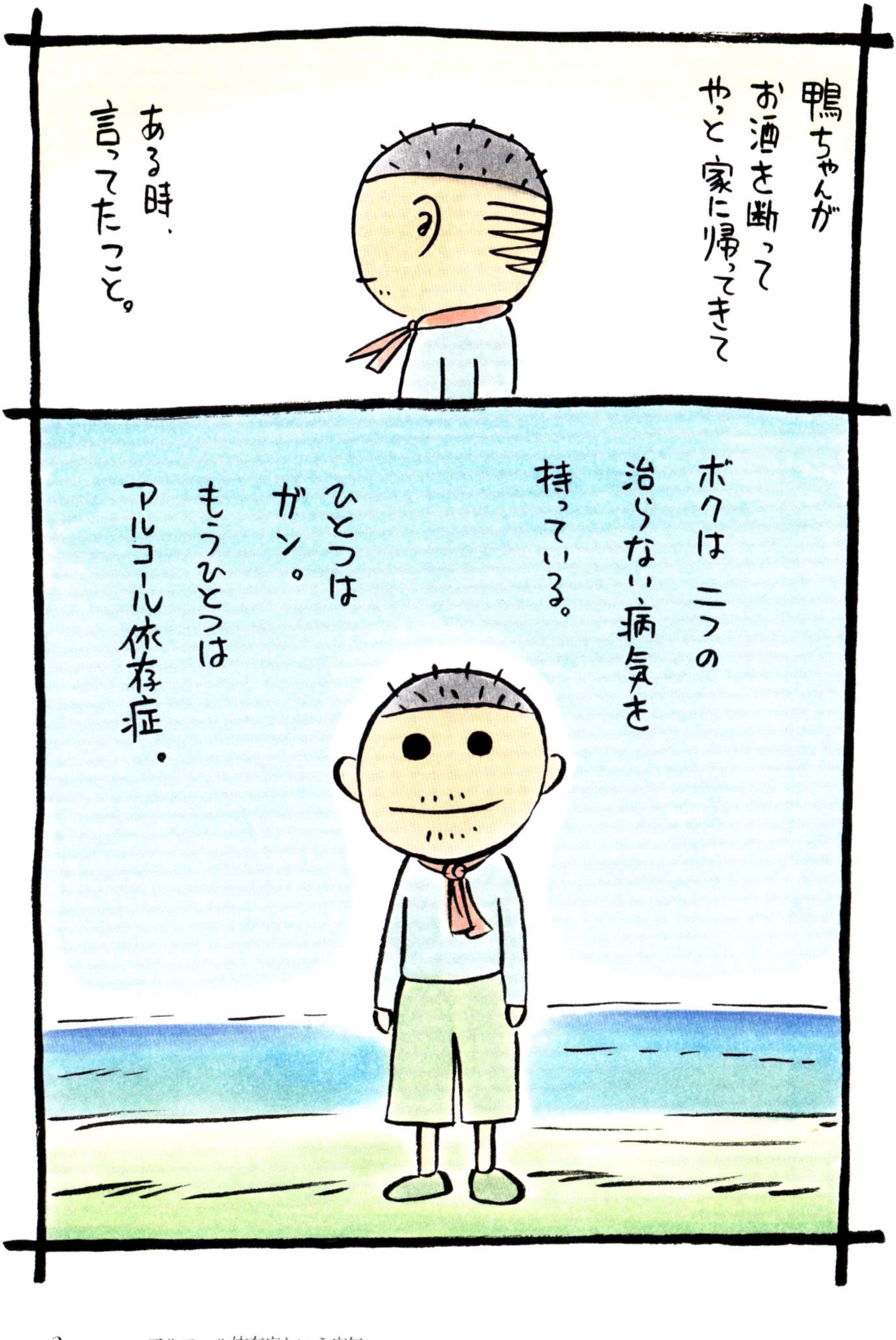
鴨ちゃんが
お酒を断って
やっと家に帰ってきて
ある時、
言ってたこと。
ボクは 二つの
治らない病気を
持っている。
ひとつは
ガン。
もうひとつは
アルコール依存症。

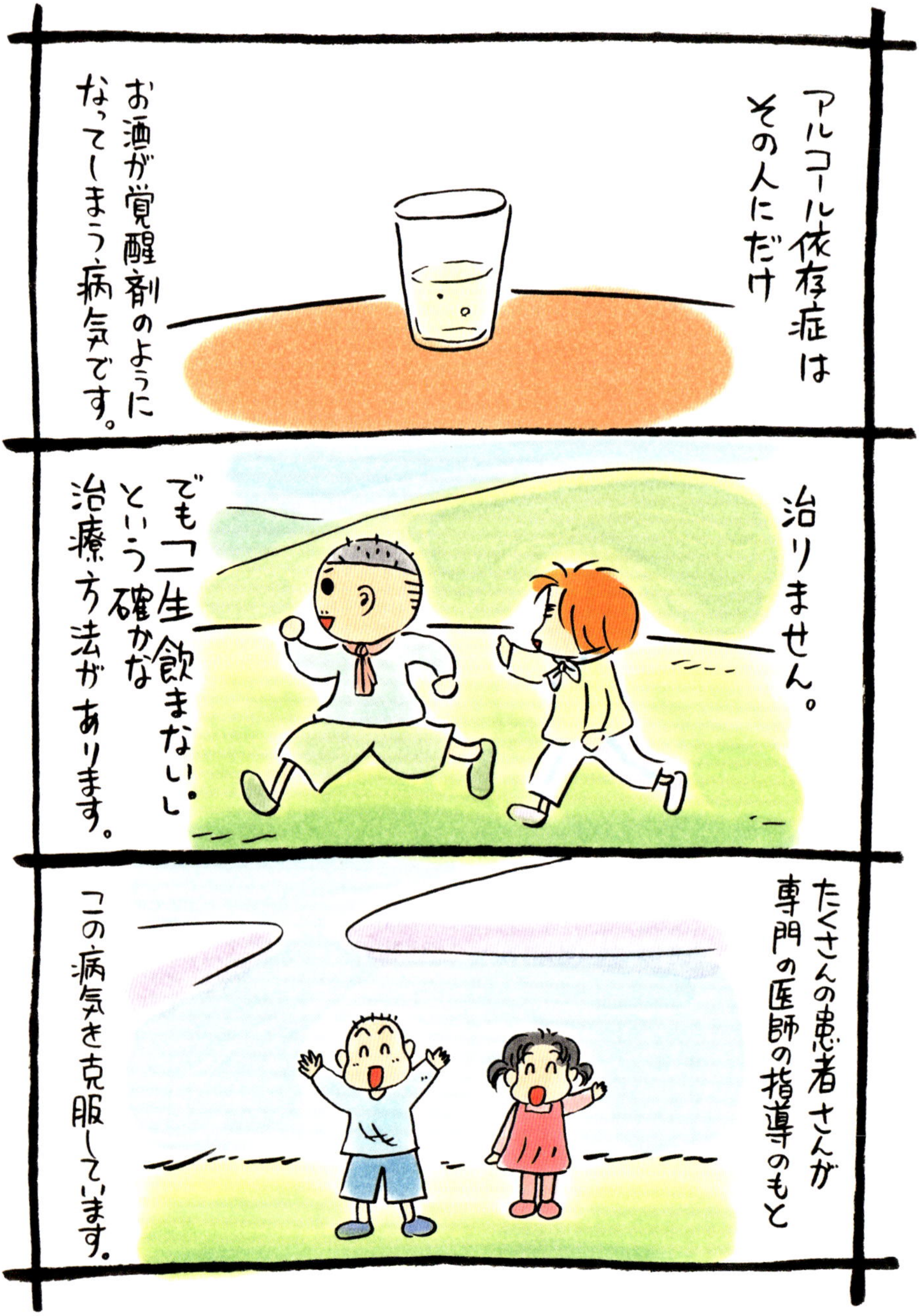
アルコール依存症は
その人にだけ
お酒が覚醒剤のように
なってしまう病気です。
治りません。
でも「一生飲まない」
という確かな
治療方法があります。
たくさんの患者さんが
専門の医師の指導のもと
この病気を克服しています。

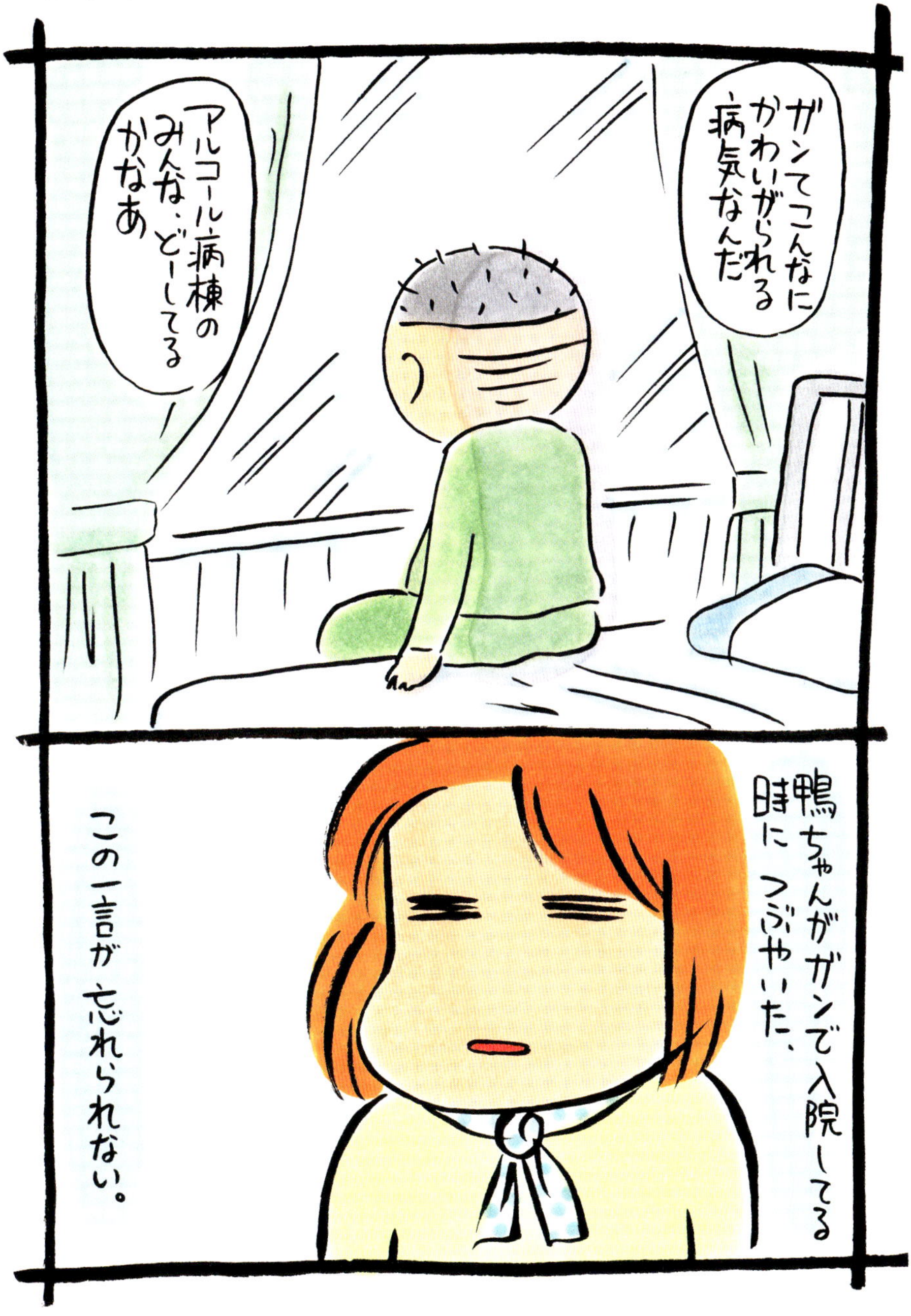
ガンてこんなに
かわいがられる
病気なんだ
アルコール病棟の
みんな、どーしてる
かなあ
鴨ちゃんがガンで入院してる
時に つぶやいた、
この一言が 忘れられない。

もう最後の入院で自分には少しの時間しかないのに、
依存症の仲間の心配をしていた。
アルコール依存症は患者がかわいがられない病気です。
おそろしい、にくらしい病気でした。
私は彼を憎んで逃げまわるのにせいいっぱいでした。
そういう病気でした。
でも病気なのだから専門の医師が対応しなければいけません。
家族だけでは戦えません。

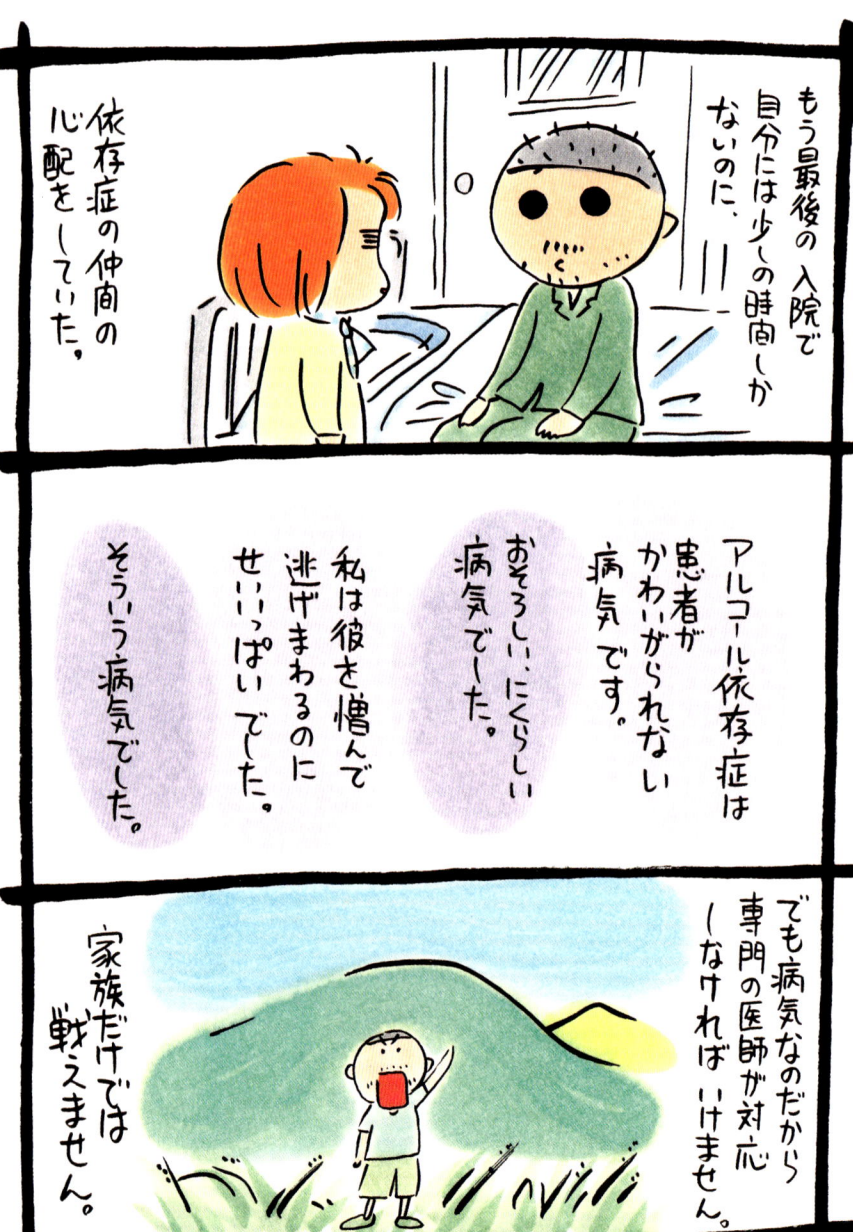

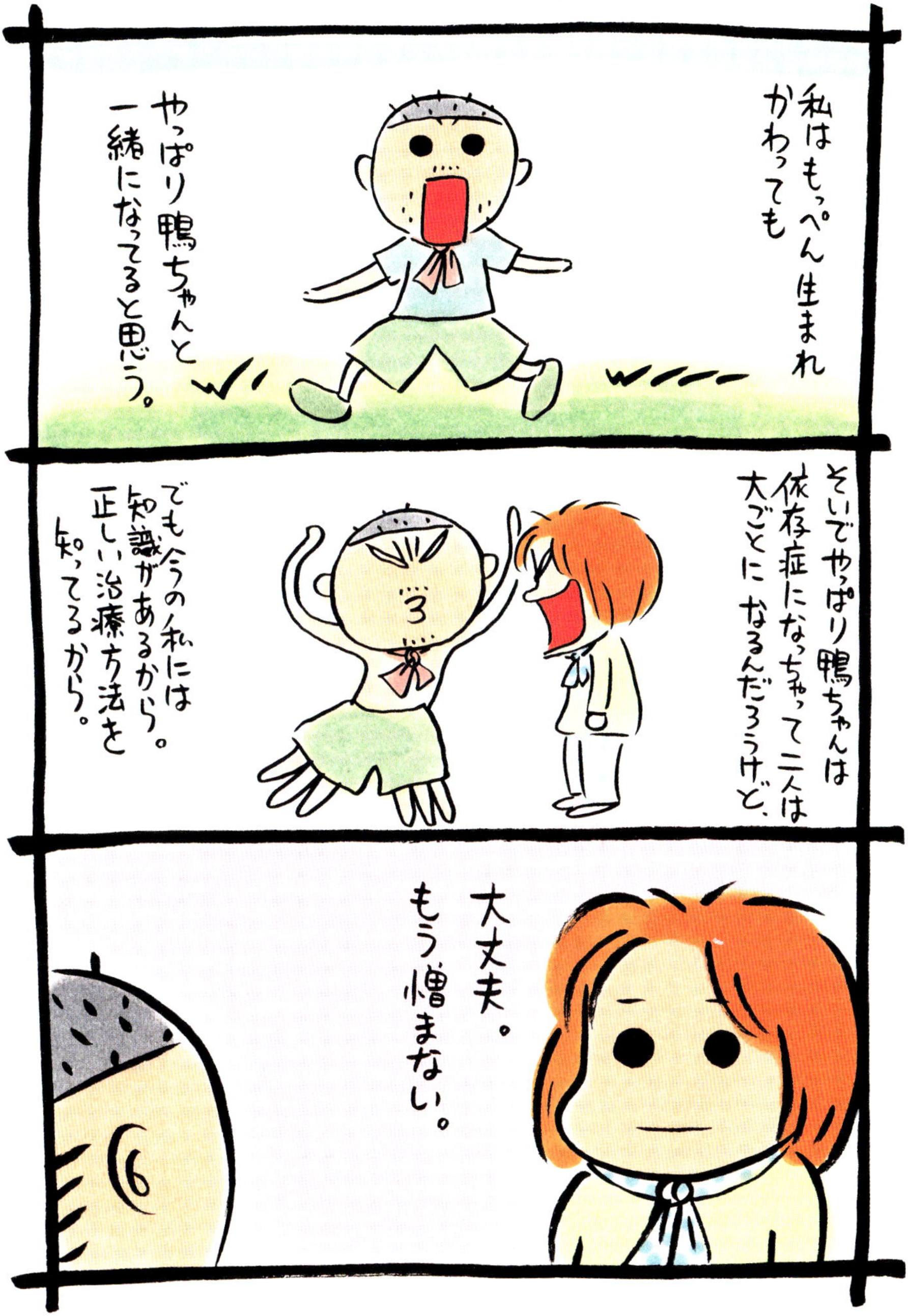
私はもっぺん生まれかわっても
やっぱり鴨ちゃんと一緒になってると思う。
そいでやっぱり鴨ちゃんは依存症になっちゃって二人は大ごとになるんだろうけど、
でも今の私には知識があるから。正しい治療方法を知ってるから。
大丈夫。もう憎まない。

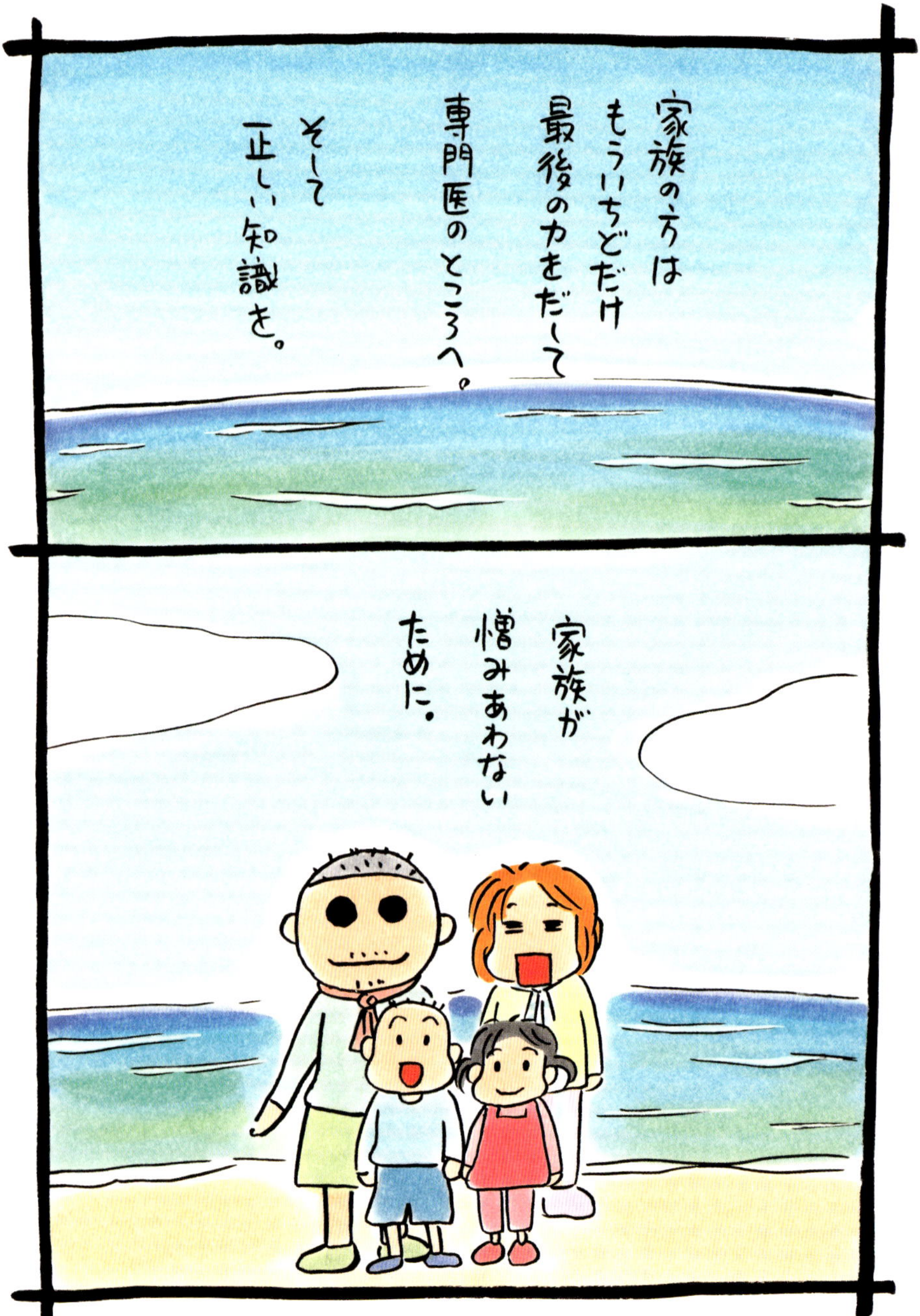
家族の方は
もういちどだけ
最後の力をだして
専門医のところへ。
そして
正しい知識を。
家族が
憎みあわない
ために。

「まえがき」にかえて

西原理恵子

フリージャーナリストだった元夫の鴨志田《かもしだ》穣《ゆたか》は、二〇〇七年、四十二歳の若さで亡くなりました。死因は腎臓がんでしたが、そもそも彼の体はアルコールでかなりぼろぼろの状態でした。

わたしと同い年だったので、本当はもっと長生きできたのではと思うこともありますが、たぶんそれは鴨ちゃんが、アルコール依存症という病気から見事に生還してみせたので、つい欲ばって願ってしまうことなのでしょう。

アルコール依存症のまっただ中では、とにかく六年もの間、酒からくる事故やらケガやらが絶えず、彼が問題を起こすたび、わたしは怒ったり泣いたり、心の休まるときがありませんでした。仕事と子育てに追われながら、彼のいびり酒につきあい、粗暴な所業から逃げ回るという日が、長く

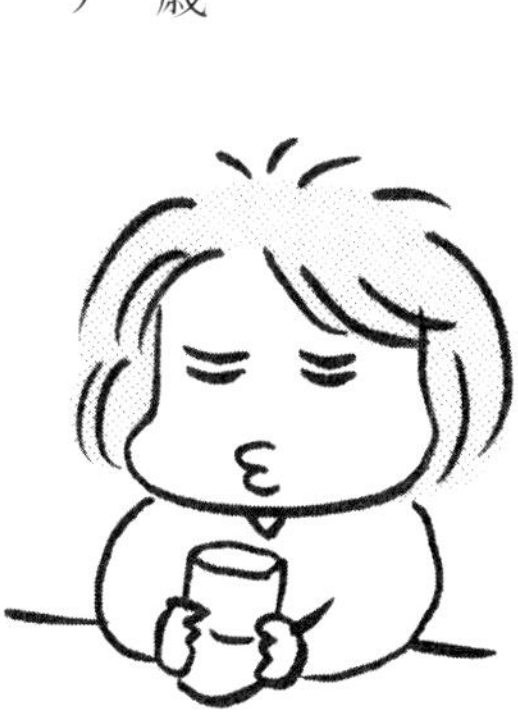

長く続きました。

当時の暮らしを思い出すと、乗っている船が難破して、漂流しているようなものでした。大波にさらわれないようにするのに精いっぱいで、どこかに相談に行こうとか、病気や治療法について調べよう、などと考えつくような余裕はまるでありませんでした。

最終的には鴨ちゃん本人が、病気と向き合い、専門病院の治療を受けて、わたしたち家族のもとに戻ってきました。それにも長い時間がかかったのですが、お酒のすっかり抜けた鴨ちゃんを見たとき、それまでの苦しみは一気にぬぐいさられた思いでした。目の前には出会ったころの楽しくてやさしい彼がいたのです。

酔っぱらって暴れていたときは、「これが本性だったのか」とあさましく思ったこともありましたが、そうではなく、彼の本性はやさしさと勤勉さでした。お酒の病気のせいで、言動がゆがめられていたということを、治った彼を見て初めて理解できたのです。

短い間でしたが、彼が病気を治して戻ってきてくれたおかげで、先立たれたわたしと子どもたちには、幸せな陽だまりの思い出が残っています。

今のわたしは、もしまた家族のだれかが、あるいはわたし自身がアルコール依存症になったとしても、治療につながる適切な方法を知っています。難破船に乗っているみたいな絶望感に見舞われる前に、灯台の存在も、その方角も知っています。そして、そのことを、同じ病気で苦しんでいる方に知らせたいと思います。

この本は、現在、詩作や舞台パフォーマンスなど、多方面で活躍されている月《つき》乃《の》光《こう》司《じ》さんと協力して編んだものです。月乃さんは、若いころにかかった若年性のアルコール依存症から回復し、現在は、この病気に関する一般の方々の理解を深めようと活動されています。

また、第2章で用語を解説した箇所では、久里浜アルコール症センター副院長の樋口進先生に、貴重なアドバイスをいただき、コラムや巻末付録の専門医療機関のリストでもご協力賜りました。

わたしも、自分の知り得たことをこの本で紹介することで、少しでも多くの人が勇気づけられ、人生のリスクを回避するきっかけになれば、うれしく思います。

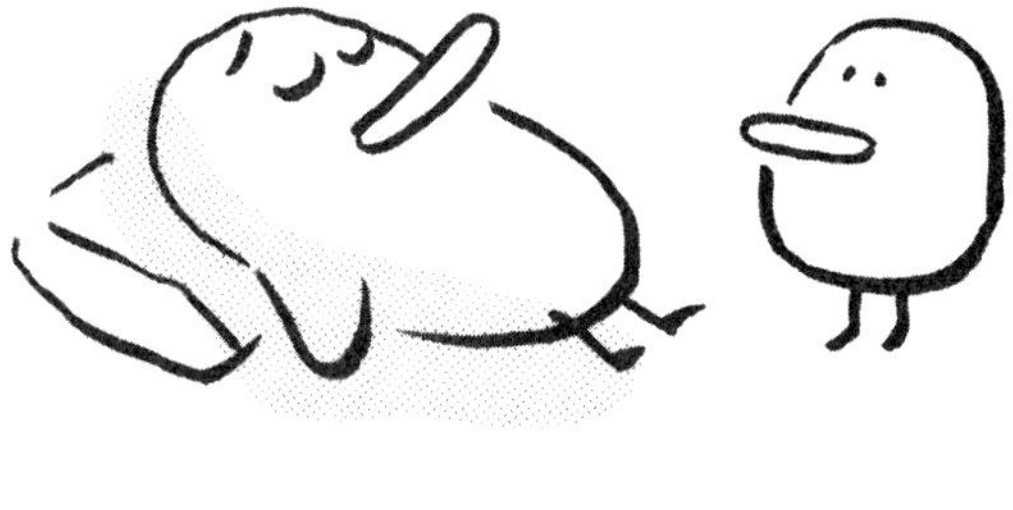

西原理恵子×月乃光司のおサケについてのまじめな話 アルコール依存症という病気——目次

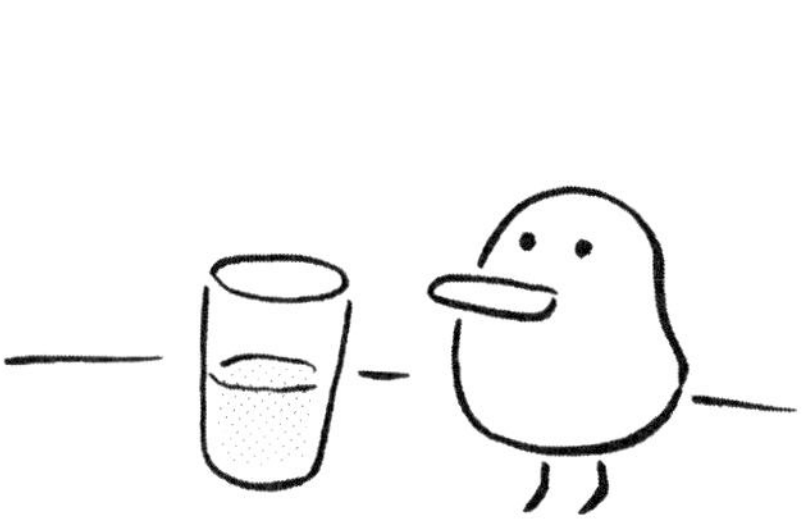

第1章 酔っぱらいの家族として

西原理恵子

わたしがいちばん後悔しているのは、
六年間、がまんしてしまったことです——。
アルコール依存症という病気について、
もっと知識が広まってほしいと思います。

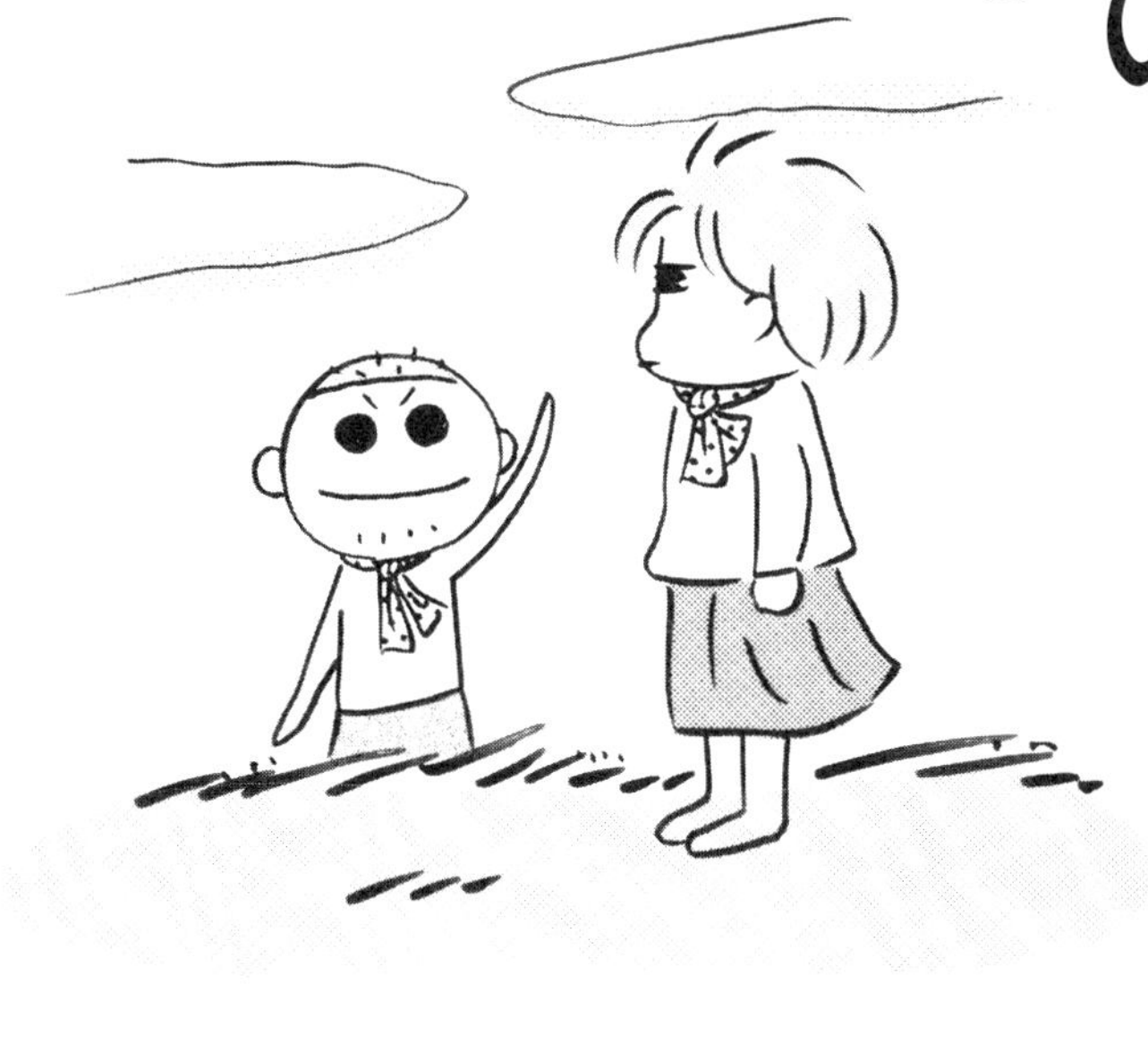

アルコール依存症という病気

うちの旦那の鴨ちゃん（鴨志田穣）は、最後は腎臓がんで亡くなりましたが、じつは何年もの間、お酒を飲み続けて、命を縮めてしまいました。

思えば、出会ったときから酔っぱらっていたのですが、彼の場合は楽しいお酒で、めったに笑わないわたしを、よく笑わせてくれたものでした。

当時の彼は、戦場や世の中のダークサイドを取材していたので、そうした危険な暮らしに、お酒を飲む姿はよく似合っていました。お互いフリーランスで、日々の保障がないわけですから、仕事に対する姿勢も似ていたと思います。現場に足を運ぶこと、現場に着いたら、何かをつかんでくるまでは帰らないこと——ハングリーで、好奇心旺盛で、笑顔の似合う彼からは、いろんなことを教えてもらいました。

ただ、結婚して平穏だったのは半年ぐらいのことで、楽しい酔っぱらいから、ぱっと変わってしまうまでに、さほどの時間はかかりませんでした。

アルコール依存症は、自分の意志では飲酒をコントロールできなくなる病気です。つまり、本人はやめたい、飲みたくないと思っているのに、やめられなくなるところが怖いんです。

いちばんわかりやすいたとえは、お酒を飲んでいる人が、ある日その人にだけ、お酒が覚せい剤になってしまう病気なんです。多くの人にとっては単なるお酒が、覚せい剤ぐらい強い依存を引き起こしてしまうという人が世の中にはいます。不幸にして覚せい剤中毒になってしまった人に、根性がないとか、なんでがまんできないのかなんて、そういう理屈は通用しない、ということをわかってほしいのです。

「楽しい酔っぱらいから、ぱっと変わってしまうまでに、さほどの時間はかかりませんでした」

そうなってしまったら、お酒を飲まずにいるしかありません。飲酒さえしなければ、ふつうどおりなのに、一滴でも飲んでしまったら、歯止めがきかなくなり、体をこわしても、社会生活が破綻しても、かまわず飲み続けるといいます。三十年間飲まなくても、脳に覚せい作用があるというのですから、お酒を覚せい剤にたとえるのは、決して大げさではないんです。

お酒の威力がこんなにも強いことは、それほど知られてないんじゃないでしょうか。お酒のうえの失敗も、たいていが笑い話だし、今の日本では、二十四時間営業のコンビニなんかで、百円程度で簡単にお酒が手に入ります。本人がやめたいと思っても、環境がやめさせてくれない世の中なんです。

こうしたことは、わたしも、アルコール依存症が「病気」なんだ、病気だから「治療」が必要なんだ、と知って、後から勉強してわかったことなんです。だけど、渦中にあるときは、何がなんだか、立ち止まって考えることができませんでした。

わたしも同じように飲んでいたのだから、彼だけが病気といわれても納得できるわけがありません。しかも鴨ちゃんは、きちんとわかって飲んでいるように見えましたから。

うちの人、このごろおかしい？

彼のお酒は、一言でいえば、いびり酒というか、ただもう、相手をがんじがらめにする酒でした。暴言をはいたり、ものを投げたり、それが何時間でも、ねちねちねちねちと続いて…。そんなふうに、家族に対しては、なじったり暴れたりするというのに、外に出たときには、ちゃんと礼儀正しくするんです。外ではお酒を飲もうが飲むまいが関係なくて、仕事先でも、ペコペコと低姿勢で愛想よくできますし、バーに繰り出せば、グラスを傾けて、相変わらずホステスさんにも洒落《しゃれ》た話なんかをして、周囲を笑わせていました。

こんな調子で、理性的でいい顔をするものだから、お酒のしわざというよりも、彼の性格に裏表があるのかと疑っていました。家では人が変わって、こんなふうになるんだと他人に話したところで、だれも信じてくれない。わたしのほうが悪口を言っていることになってしまう。

「鴨志田さんには、もっと彼を頼ってくれるような奥さんがいいのかもしれないね」などと言われることもあって、「だったら、問題はわたしの側にあるの？」って、途方にくれたりもしました。

お酒を飲むと人が変わったようになる、というのは、注意すべき局面だったのに、アルコール依存症という病気をよく知らないので、原因をほかに探していたんです。彼の心の屈折、飲まずにいられない気持ちを、わたしが愛して、理解してあげなきゃという、そういう方向に向かってしまい、彼はというと、すでに病気の兆候を見せていたわけです。
なぜ飲むのかというと、もちろん、最初は好きで飲んで、楽しく酔っていたと思いますが、いつのころからか、お酒そのものがお酒を呼んで、本人も好きで飲んでいるわけではない、ということが全然わかりませんでした。

「お酒のしわざというよりも、彼の性格に裏表があるのかと疑っていました」

因縁話めきますが、わたしの血のつながった父親はアルコール依存症で、お酒を飲んでは手がつけられないほど暴れていたそうです。ただ、わたしが三歳のときに他界しているので、わたし自身に実父の記憶はまるでありません。そのため、アルコール依存症についてのわたしの知識も世間並みにお粗末で、誤解や偏見のかたまりだったと思います。

病気なのだから、現象としてサイエンスで見なきゃいけなかったのに、どんな病気なのか考えようともしないで、単に酒好きの自堕落な人が飲んでは暴れる、という程度の理解だったのです。

鴨ちゃんの場合は、海外取材にも出かけて、仕事もバリバリこなしていたし、飲まなきゃ飲まないで何か月も平気でいたので、本人もわたしも、よもや病気だとは思ってもいませんでした。

家族が割に合わない病気

ところが、さすがに症状が悪化して、「どうもおかしい」と感じるようになったときには、わたしのほうも、体力が猛烈に落ちていたんだと思います。彼のことが怖かったり憎かったりして、ふつうに接することだけで精いっぱいでした。

当時を思い出そうとすると、やっぱり難破船に乗っているような状況で、心身ともにへとへとでした。依存症者の家族というのは、本人と同じぐらい疲れていて、もしかしたら、本人以上に疲労困憊《こんぱい》かもしれません。向こうは、ただ暴れてりゃいいけれど、こっちは、全部フォローして世話するほうだから。

わたしの場合はさらに、育児と仕事が待ったなしの時期だったので、どこにも出口が見つけられませんでした。耐えられないけど、耐えるしかない。相手のほうが力が強くて、こちらは小さな子どもを抱えている。酔っている夫から逃げ回りながら、仕事をするしかありませんでした。

朝方になったら、酔いつぶれて寝ているから、その間に仕事をする。そうすれば、明日はきっと何かがあるんじゃないかと、ぼんやり信じていました。

「なんで離婚しないの？」と、人から言われたのですが、離婚するには、ものすごくエネルギーを必要としますから、そんなよけいな体力はありませんでした。それに、おかしいときに捨てるんだったら家族じゃないと、そう思っていましたから。病気のときに、いっしょにいてくれるのが家族、何かあったときのために家族がいるわけで、いいときだけそばにいたってどうしようもないでしょう。

この病気は、つまりは家族が割に合わない病気なんです。だれかに相談するにしても、家族の悪口を第三者に話すことになってしまう。家の中のことだから、だれに助けを求めていいかわからない。家族の悪口を言って、一体それが何になるんだろうってことですよね。

「おかしいときに捨てるんだったら家族じゃないと、そう思っていました」

この病気でつらい思いをされた方から、手紙などが届くと、「今でも親を殺してやりたいと思っています」とか、「もう親は亡くなりましたが、墓をほじくり返してでも殺したいほど憎い」とか、「娘に漫画を見せられて、夫が病気であることは理解できましたが、それでもわたしは夫を許すことができません」など、怒りや憎しみの内容がすごく多いんです。

とくに、お父さんやお母さんがアルコール依存症で、小さいときからひどい目にあってきた人たちの傷つき具合は、とても身につまされます。子どもが傷ついたまま大人になり、家族に対する憎しみから解放されないことほど、つらいことはないです。だからわたしは、「それは病気だったんだ、そういうお父さんやお母さんではなかったんだよ」ということを伝えてあげたいんです。

離婚が契機になって

アルコール依存症は、専門的な治療の取りかかりが早ければ早いほど、回復も早いといいます。けれども、健康とお金と人間関係、この三つが続くうちは、事態の深刻さには目が向かず、病気であることになかなか気づかない、気づいても認めないものなんです。

皮肉なことに、わたしに経済力があったことが、結果的に鴨ちゃんの治療の開始を遅らせてしまうことになりました。大黒柱が朝から酒びたりになれば、ふつうはお金が底をつきますが、うちはわたしが働き続けていたので、長い間がまんできたんです。

けれども、結婚六年目、ついに離婚を決意しました。そのころになると、うちの中はたいへんな修羅場で、ベビーシッターさんと、おばあちゃんと、わたしと、アシスタントさんと四交替制で子どもを守って、彼が酔っぱらって寝た後に漫画を描くという…。何かあるとたいへんだから、子どもからは二十四時間目が離せませんでした。

もう、何も考えられない、難破船からとうとう水に落ちて、こっちの手に子ども、もう片方の手に夫がいて、もうだめだという段階。それで夫のほうの手を離したんです。

わたしは子どものころに、自分の母親から、「あんたのために（継父《おとうさん》と）別れないでいてやってんだよ」と言われるのがいちばん嫌いなセリフだったんです。親というのは、どちらも等しく加害者だと思うし、子どもはふた親の間に入って、どっちについていいかわからなくて、苦しむわけですから。

そのころのわたしは、朝から酒びたりの夫を、毎日責め続けていました。自分が子どものころに、親たちのけんかを見ることほど嫌なものはなかったのに、気がつけば、自分から怒号が出るわ出るわ。憎しみや、疲弊《ひへい》や、軽蔑《けいべつ》、そういったものでいっぱいになっていて、自分の姿が幼い子どもたちを傷つけ、苦しめていることに耐えられなくなったのです。

「何かあるとたいへんだから、子どもからは二十四時間目が離せませんでした」

ところが、明らかに事態が変わりました。わたしが離婚を決意したことで、鴨ちゃんが心底「酒をやめる」と言ってくれたのです。夫は家族が大好きで、家族を失って初めて、お酒を本当にやめたいと言い出した。

もちろん、何年もかかって病んできたのだから、一朝一夕にやめられるものではありません。わたしも彼に対して憎しみでいっぱいなので、「アルコール依存症という病気のせいなんだ」と言われても、ちっとも心に入ってこないんです。怠け者の嘘つきだと思い込んでいるので、何を言おうが信じられない。

離婚後も、夫は電話をかけてきたり、家を訪ねてきたりしたんですが、こちらも疲労の極みでしたから、とても理詰めでは考えられませんでした。

彼が「酒をやめるんだ」と言いにきても、だれが、危害を加えてくるエイリアンのような人に、なんで耳を傾けなくちゃならないのかと思いましたし、何かものすごい失敗をして逃げてきたんじゃないかと、疑いのほうが先に立ってしまって、怖くて近寄れませんでした。それでも、「やめるんだ、やめるんだ。絶対に治して家族のもとに帰るんだ」と、言い続け、紆《う》余《よ》曲折はありましたが、自分から専門病院に入院したのです。

専門の治療につながって

わたしがいちばん後悔しているのは、六年間、がまんしてしまったことです。もうちょっと早く離婚して、捨ててあげれば、彼ももっと早く治療につながって、人として長く生きられたんではないかと思うことがあります。

専門用語では、「底つき」と「気づき」というのですが、これ以上最低最悪の自分はない、というふうに底をつき、「お酒はやめなきゃ」と本人に気づかせることが、アルコール依存症の治療の第一歩だそうです。覚せい剤を打たない、と自分で決めて、自分の後始末は自分でするしかないということに本人が気づくまで、周囲は放っておいてやらないといけないんです。

うちの場合は図らずも、わたしが離婚を決意することで、夫が「底つき」体験をして、専門の治療に向かうことになりました。

アルコール依存症は、精神科の扱いなんです。風邪をひけば内科、妊娠すれば産婦人科と、それぞれ専門の窓口があるように、アルコール依存症も専門医でないかぎり、的確なアドバイスは期待できません。鴨ちゃんだって、それまでに医療機関のお世話になってきてはいましたが、内科や外科にかかっているうちは、はっきり言って、お酒の問題は解決しませんでした。多くの医者はアルコール依存症について、よく知らないと思っていても間違いないでしょう。

やっとの思いで医者を訪れても、「なんで飲むのかねぇ」とか、「奥さん、しっかり見張っていなさい」とか、的はずれもはなはだしいのは「ちょっとぐらいなら飲んでもいいでしょう」なんて言われて、家族はそのことばだけで打ちのめされ、よけいに疲れちゃうものなんです。

最近では、悪質な飲酒運転などが社会問題になって、アルコール依存症に対しても、内科医、外科医、アルコール専門医との連携が進んでいるようですが、一般的な認識はまだまだ浅いと思います。依存症者の側にしても、本人にとっては命に関わる病気なのに、怠け者だ、意志が弱い、などと攻撃されるケースが多いようです。依存症の人は、こうした社会的制裁にさらすのではなくて、専門の病院に連れて行かなくてはだめなんです。

専門の病院で、本格的な治療を受け始めたことで、アルコール依存症について、夫もわたしも確かな知識に接することになりました。当初は疲れに疲れて、話す元気も、聞く気力もなかったんですが、プロのことばは多くが理にかなっていて、夫がお酒をやめられなかったのは、性格ではなく病のせいだったということも、しだいに心に入ってきました。

「本人が気づくまで、周囲は放っておいてやらないといけないんです」

この病気は、がんと同様にたいへん治りにくく、一度かかったら、一生管理していかなければなりません。一方で、お酒さえ断ってしまえば、離脱症状（禁断症状）で猛烈に苦しむ時期もありますが、回復する病気でもあるんです。

本人はやめたいに決まっている。でも体がいうことをきかない、心がいうことをきかないだけ。夫も、「やめたいけど、やめられないけど、やめたい」と言っていましたが、それは言い訳ではなくて、悲痛な叫びだったんです。

夫は、抗酒剤（お酒を飲まないようにするために服用する薬）を飲んでは、お酒を飲んで倒れるということを何度も繰り返して、お酒から戻ってこられるまで、何年もかかりました。一度発症すれば、生還率が二割、三割といわれる病気なんですが、最後には回復できて戻ってきたのだから、夫はやはり強い男だったと思います。

家族にできることの限界

船から捨てる覚悟で離婚をしたものの、子どもたちにとっては父親ですから、休日には子どもたちといっしょに外で会ったり、入院中は、お見舞いに行ったりしました。

子どもたちには父親の姿を、あるがまま見せました。酒と垢《あか》にまみれているのも、全部見せただけでした。大人がいろいろと解説しなくても、ちゃんと見ていれば、もう判断できるんです。子どもたちはそういうところを自分の目で見て、「おとうさん、大好き」って言っていましたね。

ダサいも臭いもないです。ボロボロになっている父親を見て、それでいて、「おとうさん、だ〜い好き」でした。だから、やっぱり見せてよかったと思っています。見せていなかったら、多かれ少なかれ、家族の間で悪口が生まれることになっていたかもしれません。

わたしは自分の体験から、依存症の旦那さんが治療もせずにいるという奥さんには、そこから逃げてください、と言いたいです。本人を一人にしてあげて、気づかせないといけないんです。家族は寄り添うことで、助けているつもりでも、結果的に、本人が飲むのを助長する図式になってしまうのですから。

家族は絶対に、後方支援に徹しなきゃならない——専門の病院に入れて、お花を持っていって、「どう?」って、それぐらいしかしちゃいけないのに、愛情の表現を取り違えて、間違った世話をやいてしまいがちなんです。病気のメカニズムをじゅうぶんに理解し、突き放す段階なのか、見守る段階なのか、やっていいことと、わるいことの見極めには、やはりプロのアドバイスが有効です。

今まさにたいへんな状況にある家族の方も、一生懸命であればあるだけ、おそらくすんなりとは、ことばが入っていかないだろうと想像できます。病気の人と生きていくというのは、相当にストレスがかかるものですから。

わたしは、家族の側にいる人間で、すごく嫌な目にもあってきたので、これから

「一度発症すれば、生還率が二割、三割といわれる病気なんです」

もそうならないように、そしてその憎しみのループを子どもに持っていかないようにすることが、やっぱり大事だなと思っています。家族が難破船でいっしょに溺れることだけは避けたいと、常に考えています。

家族だけでも治療や相談を

駅前でお酒を飲んでひっくり返っている人がいますが、本人も、おそらく明日には何も覚えてないでしょう。立派に病院に行ける人たちだというのに、通行人から自堕落な人と見下ろされて、治療とは無縁に放っておかれています。アルコール依存症の知識が一般に広まって、病気の深刻さが伝わっていれば、本人も周囲も、ちょっとは扱いが違うだろうなと思ってしまいます。だからわたしは、アルコール依存症という病気のことを世の中に知らせて、その理解が深まることで、この病気の地位が上がってくれることを切に望みます。

また、本人が「底つき」と「気づき」を迎えるまで、周囲は放っておくといっても、みすみす症状が悪化していくのを何もしないで見ている必要はありません。本当は依存症の本人が治療機関につながることが望ましいのですが、それが難しい場合、家族だけでも専門のお医者さんに話を聞きに行くことと、家族会に行くことをお勧めします。

知識があるのとないのとでは、心のありようが全然違うので、家族がアルコール依存症についてしっかり知っておくことが、その後の道しるべに役立つんですね。家族が先に勉強しておくことが大切なんです。

いちばんたいへんな例では、小さい子どもを抱えて、旦那が暴れているけれど、お金は旦那が入れているという場合。これなども、相談機関が必ずあるので、役所に電話をかけるなどして、「一人で抱え込まないで」と、声をかけてあげたいです。

精神科や専門病院の敷居が高く感じられる人でも、家族会などに行けば、うちの場合はこうでした、わたしの場合はこうでしたと、必ず違う風が吹いてきます。そうした経験者の蓄積に接すると、自分の家族がどの段階なのか、あるいは、似たような体験や思いあたることがたくさんあって、しちゃいけないことなどがわかってきます。

治療の一歩を踏み出すことで、大事な人が、すごい吐血で死んじゃうかもしれません。家庭もこわれてしまう危険な賭けかもしれません。でも、そういう病気にかかってしまったのだから、治療につながるほうが結局は死のリスクを避けることになるのです。鴨ちゃんも何回も血をはいて、ふつうは二回目で死ぬといわれるそうですが、七回も吐血して、壮絶な闘病だったんです。だから病気というのは、なるときにはなるものだし、ある程度はしかたがないと割り切って、そのうち本人が治療を受けたり、自助グループなどに出る気になればしめたものです。

断酒には何回も失敗がつきものですが、事態に前向きでさえいれば、失敗しても、「だったら、どうする」と、次の手をリアルに考えられるようになるんです。

「『一人で抱え込まないで』と、声をかけてあげたいです」

わたし側の気づき

そうは言っても、鴨ちゃんが退院して戻ってきたとき、じつはわたしはおびえていました。心のどこかでは、信じきれないところがあって、また暴れられるんじゃないかと、びくびくしていました。怖いから、二日ぐらいずーっと下を向いて、ちゃんとしゃべれないような状況でした。

それより以前、依存症者のご家族から、「主人がやっとお酒をやめてくれて」と言われたことがあって、「おいくつですか」って聞いたら、「七十五歳です」という返事！——長すぎますよ。そんなことを聞いたら、病気の夫を支えるも何も、治るんだか治らないんだか、どうしていいかわからない。

で、要するに、本当の彼のことを忘れていたんです。覚えているのは、アルコール依存症のときの、あの暴れている、卑怯《ひきょう》なことばかりをする彼だけで、そんな人間がまた帰ってきたって思い込んでいるんです。でもそうじゃなくて、そこには病気になる前の、働き者で元気で明るい彼がいたんです。

それでやっと思い出すことができました。「あぁ、そうだ、この人いい人だったんだよ。働き者で正直者で、子ども思いで、家族が大好きで。そうだそうだ。やっぱり病気だったんだ」と。

そのとき、わたしの側の気づきがあったんです。だから、偏見がとれたのは、彼が治ってくれたからです。卑怯な立ち回りがある人ではなくて、お酒が入ってなければこんなにいい人だったんだ、と初めて自分の中でストンと落ちてわかったんです。

夫が二度とお酒を飲まなかったのは、家族のもとにいたかったからの一言に尽きます。半年だけでしたが、幸せな家族になって、お父さんとお母さんと子どもたちとおいしいご飯――。わたしがお魚を焼いて、みたいな、平穏で幸せな日々を過ごせました。

この半年がないまま、憎しみ合って別れてしまっていたら、お互いに、どんなにかつらかったろうと思います。家族を憎んで一生生きていく、そんなつらいことはないですから。

夫は最期に、「子どもを傷つけずにすんだ。人として死ねることがうれしい」と言っていました。わたしたちのことが、本当に好きで大事なんだな、と気づかせてくれることが、つくづくと思いあたって、わたしも、彼が病気を治して、家族のもとへ帰ってきてくれたことを、ありがたかったと思っています。

その後、夫が腎臓がんの末期で、最後に入院していたときだったんですが、「がんになるとこんなにかわいがってもらえるのか」と、ポツンと独り言を言いました。その一言が忘れられないです。

「アルコール病棟のやつら、元気にしてるかなぁ」と、仲間を心配するような、やさしい男でした。

「病気の夫を支えるも何も、治るんだか治らないんだか、どうしていいかわからない」

仕事と自立と

最後はやっぱり、現実的な話で終わりましょう。

鴨ちゃんが腎臓がんになったとき、よい治療を受けるためには、それはそれはずいぶんと費用がかかりました。これでわたしに仕事とお金がなかったら、彼を憎んだままで墓にも行かなかったんじゃないかと思います。おそらく泣くに泣けない、病院に行きたくても行けない状況だったでしょう。だから、どんなときでも働いていてよかった、仕事があってよかったと、しみじみ感じています。

日本には、ここ十年以上も続けて、年間三万人もの自殺者がいると報道されています。ひとつの市町村がまるごとなくなるぐらい、阪神・淡路大震災の約五倍ぐらいの人が毎年毎年自殺で亡くなっているんです。こんなにストレスの大きな社会になって、どうなっていくのだろうと不安になることもあります。大人だけじゃありません、今の子どもたちも、半端じゃないストレスにさらされているのです。

だいたい、人は病気になるぐらいでは、たやすく死にはしないと思っています。それが病気と借金が重なると、案外すぐに死んじゃうんじゃないか。だからわたしは、まず働くんです。

病気はだれでもかかりうるものだし、病気になれば、治療にお金がかかります。病気になったのがお父さんだったりすると、あなたしっかりしなさい、なんて言えないです。それがアルコール依存症だったりすると、人として、首が据わっていないんですから。ぐでんぐでんになって、まるで生後三か月。

「どうしたもんかねぇ、困ったねぇ、わたしわかんないや」と言って、家族で路頭に迷うしかありません。それが病気の怖さです。だから女性は働いていたほうがいい。家族が交通事故やら病気にかかったときに、お母さんどうしましょうじゃ、困りますからね。

鴨ちゃんのことで絶対に学んだのは、プロしかできないこと、プロしかしちゃいけないことがある、ということでした。家族にできる限界というのも思い知って、親の介護も、お金を払って、プロに頼むべきだと思いました。これが、奥さんに仕事がなかったりすると、「介護の手はお前がいるじゃん」と、安易なことになるんです。

働くことは、精神衛生にもよくて、家の中だけにいると、子どものことだけに腹が立ったりして煮詰まることもあるでしょう。子どもにだって子どもの時間が必要で、家族は一日三時間だけ顔を合わせて、なかよくやっていこうや、ぐらいがちょうどいいんだと思います。母ちゃんが朝から怒っていたら、だれだって嫌ですからね。

ですから、女性はできるだけ外に向いていて、健全で明るく、豊かに暮らしてほしいと願います。

「わたしに仕事とお金がなかったら、彼を憎んだままで墓にも行かなかったんじゃないか」

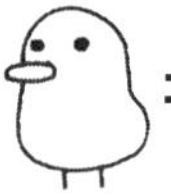

コラム1●お酒の適量を知っておこう

●日本人の約半数はお酒に弱い？

お酒に強いか弱いかを決める一つの要因は、ALDH2という分解酵素の働きによって決まります。日本人の5〜7%は、このALDH2がまったく働かないため、体質的にお酒を受け付けない人です。また約40%の人は、ALDH2の働きが弱く、お酒に弱い人です。

残りの55%程度の人はALDH2がじゅうぶんに働いてお酒に強く、お酒に弱い人に比べて悪酔いや二日酔いをしませんが、大酒が続いてアルコール依存症になる危険はあります。また、お酒に弱い人でも、飲酒を続けていると、だんだんと強くなって、酔うまでの酒量が増えていくと、アルコール依存症になる危険は高まります。

●飲んでも「ほろ酔い」程度で

厚生労働省の推進する「21世紀における国民健康づくり運動（健康日本21）」では、「節度ある適度な飲酒」として、1日平均純アルコール約20g程度の量を目安にしています。この「純アルコール約20g」を、お酒の種類別に大体のアルコール濃度で換算すると、下表のとおりです。

ただし、お酒の許容量は個人差が大きく、女性や65歳以上の高齢者はより少量が適切です。また、飲酒習慣のない人に対して、この量の飲酒を推奨するものでは決してありません。

参考までに、他国で定められている飲酒の基準量（純アルコール量）は、米国で14g、オーストラリア、ニュージーランドは10g、デンマークは12g、英国は8gです。**

この諸外国の基準も考慮して、近年、1ドリンク ＝10gという基準量が提案され、使用されています。1日の基準としては1ドリンク、「節度ある適度な飲酒」は2ドリンクまで、と覚えたほうが健全でしょう。

飲みすぎて事故にあったり、不調や醜態を避けるためにも、お酒の力を軽視せずに、自分の適量は自分で守りましょう。

1日の適量をお酒の種類別にみると…

お酒の種類	**ビール** （中びん1本500ml）	**日本酒** （1合180ml）	**ウイスキー・ブランデー** （ダブル1杯60ml）	**焼酎** （25度） （100ml）	**ワイン** （200ml）
アルコール濃度	5%	15%	43%	25%	12%
純アルコール量*	20g	21.6g	20.64g	20g	19.2g

＊計算式は　純アルコール量（g）＝飲酒量（ml）×アルコール濃度（%）×0.8（g/ml）0.8はアルコールの比重。

＊＊樋口進ほか（編）「健康日本21推進のためのアルコール保健指導マニュアル」（社会保険研究所・東京・2003）。

第2章
わたしのアルコール依存症カルテ 過去・現在・未来

月乃光司

酒をやめてしばらくの間、
恨みつらみの独り言がなかなか治まらなかった。
そうしたおかしな言動が落ち着くまでに、
わたしの場合は三年かかった——。

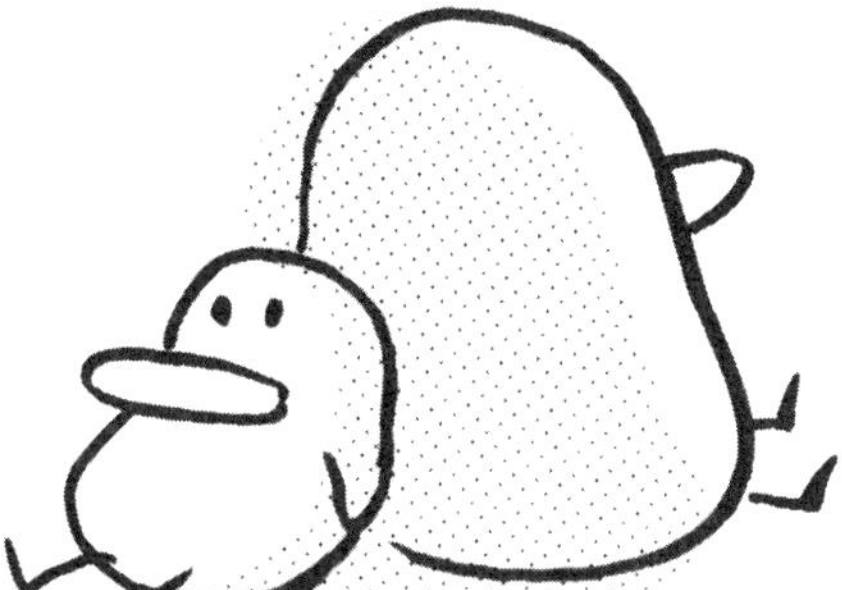

わたしは病気だったんだ。

「問題飲酒」って何？

これまで精神科に三回入院した。最初は二十五歳のとき。大量の酒と精神安定剤、睡眠薬を同時に飲んで自殺しようとしたが未遂に終わり、閉鎖病棟に強制入院させられた。二か月半の病棟生活の中で、わたしは二十六歳の誕生日を迎えた。

退院から五か月後、二度目の入院。気分がめいりがちで集中力もない。アルバイトもやっていたが、職場になじめずトラブルも多かった。酒と薬を浴びるように飲み続けていたある日、飲酒運転して自動車事故を起こしてしまった。このときは自分から希望して二か月半入院した。それから三か月半後の二月、三度目の入院。相変わらず酒びたり、薬づけの毎日だった。

最初の入院のとき、担当医から「あなたには問題飲酒がありそうだから、専門病棟で研修するように」と指示され、閉鎖病棟からアルコール病棟に移された。こちらとしては、問題飲酒って何？　研修って何？　という程度の認識しかない。何をやるのかやらされるのか、まるで見当がつかなかった。

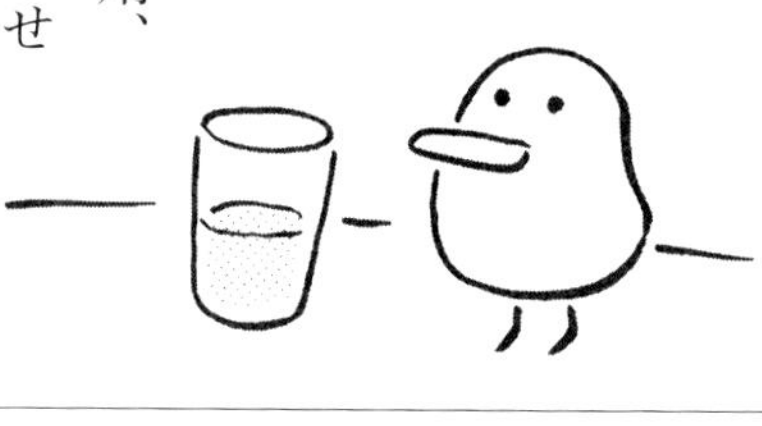

「アルコール依存症」といわれて

「アルコール依存症」――これがわたしに下された病名である。自分は病気だったんだ。しかし、そもそもアルコール依存症ってどんな病気なんだろう。アル中とは違うものなのか。それすらわからない。

　そのころのわたしは、明らかに精神的に不安定な状態だった。ノイローゼやうつ病など精神的な疾患かもしれないと考えたこともたしかにあった。だが、自分が飲酒によって引き起こされる病気にかかっていたなんて、これっぽっちも考えなかった。アル中（＝アルコール中毒。現在のアルコール依存症と基本的には同義）は四十代以上の中年がかかるものと思っていた。もっと正直に言えば、そんな病気になるのはダメ人間という偏見もあった。だから二十代の自分が、そんな病気になるなんてまったくの想定外だったのである。

アルコール中毒とアルコール依存症

アルコール依存症は、かつて「慢性アルコール中毒（略してアル中）」と呼ばれていました。しかし、生体内に入った薬物・毒物に対する反応で機能障害が生じる「中毒」ということばは、自らの意思で飲酒し、慢性の症状を示すこの病気には適切ではないということから、依存症という表現が使われるようになりました。現在、医学的な正式名称として「アルコール依存症」が用いられています。正式な用語として「中毒」が使われているのは、短時間に多量のアルコール（エタノール）を摂取することによって生じる「急性アルコール中毒」だけです。

病気であることを認めたくなかった。

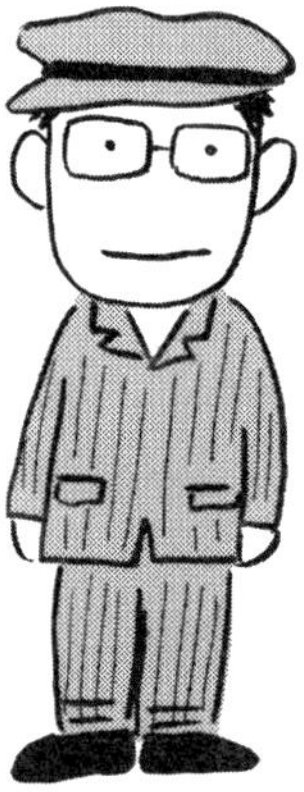

そんな病気になるわけがない

「アルコール依存症」と診断されても、入院当時はその自覚がなかった。自分がそんな病気になるわけがない。なっているわけがない。認めたくなかった。あれは人間失格のような人がなる病気じゃないか。でも、入院先でこの病気について研修を受けていくと、思いあたることがいろいろあるではないか。自分はまさに軽蔑《けいべつ》していた病人の一人、人間失格の一人だった。

一浪して埼玉の大学に入学したが、学校に行ったのは二、三日だけ。人と会うのが怖くてとてもやっていけなかった。大学を中退してからしばらくは、漫画を描いてなんとか生計を立てていた。線を引こうとすると手が震える。それは緊張しているからだろうと思っていたし、症状は酒を飲むと治まった。飲みすぎても、はいてしまえばまた飲めるようになる。酒の量はかなり増えていた。

病気に気づかなかったら、きっと死んでいた

同棲《どうせい》していた女性との別れ、仕事のプレッシャー……そんな憂うつな出来事が重なっていたたまれなくなり、すべてを放り出して実家に戻ったのが二十四歳のとき。それからは家に閉じこもり、昼夜を問わず部屋の中で独り酒を飲み続ける日々が続いた。自殺未遂をしたのはそのころである。

緊急入院した先が、アルコール依存症を扱う病院だったのが幸いだった。病棟には、自傷行為を重ねる精神疾患、アルコールや薬物依存の人など、わたしと同じような症状で入院している患者がたくさんいた。そこでこうした依存症状が病気であること、自分が病人であること、そしてこの病気の治療法があることを教えてもらった。あの病院に入院して、アルコール依存症の存在を学ばなかったら、おそらくわたしはずっと飲み続けて死んでいたと思う。

アルコール依存症は否認の病気

本人が病気であることを認めたがらない——これはアルコール依存症患者に見られる顕著な反応のひとつです。その言動は人さまざまで、飲酒していることを隠す。嘘をつく。飲酒を指摘した相手を猛烈に批判したり、攻撃したりする人もいます。こうした否認の思考サイクルの中にいる依存症者に、受診を促すのは簡単なことではありません。当事者にこうした症状が現れたら、家族や周囲の関係者は、早急に専門の医療機関や相談施設に援助を求める。それがもっとも適切な対処です。

対人恐怖を紛らわすため、十九歳から飲んでいた。

コミュニケーションのため酒は不可欠だった

酒を飲み始めたのは十九歳のとき。こんなに開放的な気分になってリラックスできる、おいしいものがあるんだなぁと感心した記憶がある。

高校生のころから対人恐怖症の傾向があって、人とのコミュニケーションがうまくとれなくなっていた。話すのはおっくうなくせに、相手からはよく思われたいという自意識が強かった。気分を紛らわすため酒を飲んだ。一人暮らしを始めてからも引きこもりがちで、憂うつなことばかり考えてしまう。このままでは社会生活にも支障をきたすかもしれないと、勇気を出して精神科を受診した。当時二十二歳。あのときはまだアルコール依存症にはなっていなかったと思う。

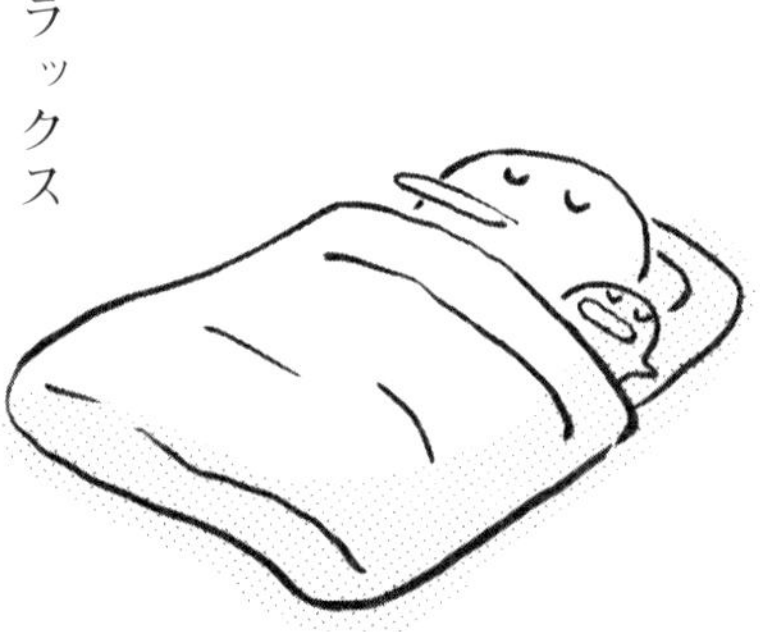

抗うつ剤と酒の併用が病気の進行を早めた

病院では、神経症のひとつ、醜形《しゅうけい》恐怖と視線恐怖と診断された。容姿コンプレックスからくる対人恐怖症である。思い込みにすぎないのだが、自分の容姿や、自分が他人にどのように見られているかが気になってしまい、コミュニケーションがぎくしゃくしてしまうのだ。初対面の人、女性と会うときはさらに緊張が増す。それを紛らわすために酒を飲んだ。人と会うとき、酒は欠かせないものとなっていた。

　精神科で処方された薬は抗うつ剤だった。アルコール依存症のことを学び、治療を受けるようになってから知ったことだが、抗うつ剤と酒を同時に服用すると、病気の進行を早めるといわれている。本来、抗うつ剤とアルコールは、決して併用してはならない。でも当時のわたしは、そんなことは全然知らなかった。大量の酒と、病院で処方された抗うつ剤をいっしょに飲み続けていた。今にして思えば、酒と薬の併用が病状を早める一因となったかもしれない。

　わたしのような経緯でアルコール依存症になる患者は少なくないようである。特に若年層のアルコール依存症は、こうした酒と薬の併用で、発症することも多いと聞く。

若年層と女性に増えているアルコール依存症

アルコールを飲むことに抵抗がなくなってきたこと、生活スタイルの変化から飲酒の機会が増えたことで、最近は若年層、女性のアルコール依存症患者が増加傾向にあります。若年層や女性は、依存症になるリスク要因をたくさん持っていることが多く、病気に至るまでの進行時間が短いのも特徴。同じ酒量であっても、女性の場合は男性より10～15年早く依存症になるというデータもあります。女性の場合、家の中でひっそり隠れて飲酒するケースが多いことから、発見が遅れる原因にもなっています。

飲酒がコントロールできない。

飲み続けているかぎり進行していく病気

アルコール依存症という病気は、言ってみれば飲酒のコントロールができなくなる病気だ。ふつうなら、適量を楽しもうとか、今日は体調がすぐれないから酒を控えようとかいった思考や行動ができるものだが、依存症になると、そのコントロールがしだいにできなくなっていく。酒を飲むタイミング、飲む量、飲んでからの言動もコントロール不能になってしまう。

体内に四六時中アルコールが入っているのが通常の状態になると、酒が切れたときが異常事態。酒が切れる、つまり離脱状態になると、手の震え、イライラ、発汗、幻覚、幻聴といった症状が出てきて、いても立ってもいられない。酒を飲まずにはいられなくなる。そうした症状は酒を飲むとぴたりと治まり、気持ちも落ち着くのだが、酔いが覚めると離脱症状が出てまた飲み始める。その繰り返し。この悪循環に陥ると、正常な状態に戻ることはかなり難しくなる。

飲み方が変わる

二度目の入院前、わたしの飲み方は常軌を逸していた。部屋に持ち込んだビールケースの酒をいっきに全部飲んでしまったのだ。一本飲んだら、すぐに次のビールの栓を抜いて飲む。飲んでも飲んでもとまらない。やめることができない。連続飲酒である。完全にたがが外れてしまった。

このときは幻聴と幻覚もあった。鳥がわたしの首にかみついてくる。虫が体をはい回っている。わたしはそれを一生懸命払いのけようとする。かけてもいない音楽がリフレインで鳴り続ける。怒り狂った母が階段を上がってくる足音が聞こえる。

車で病院に運ばれる途中、対向車線を行き交う車に乗っている人、病院の待合室では、居合わせた人がみんな自分を知っている人のように思え、こんなところを見られたらたいへんだ、恥ずかしいという焦燥にかられた。これらはすべて、アルコール依存症による幻覚症状。とうとうここまで来てしまったか。むなしかった。

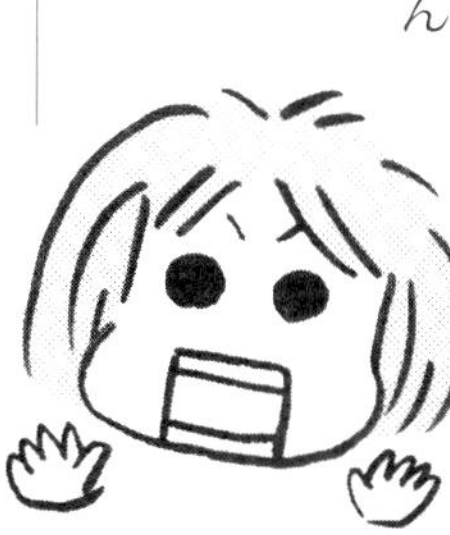

アルコール依存症はどのように進行していくのか

アルコールは習慣的に飲んでいると、しだいに強くなっていきます。これを耐性の上昇と呼んでいます。多くの人はこの習慣飲酒の段階でとどまり、問題を起こすこともありません。しかし、しだいに酒量が増え、飲酒に関するコントロールができなくなると、依存症の可能性は徐々に高まっていきます。やがて、時間や場所に関係ない強烈な飲酒欲求、酒が切れたときの離脱症状、さまざまな問題の原因が飲酒によることがわかっていてもやめられないなどの症状が現れ、依存症は重症化していきます。

異常な言動と記憶の喪失。

すべての記憶がなくなるブラックアウト

アルコール依存症の特徴のひとつに、ブラックアウトといって、酒を飲んだときのことをすべて忘れてしまう症状がある。その場にいた人によれば、それなりの反応はしているようだが、当人にはまったくその記憶が残っていない。だからここで述べることも、しらふになったときに見た周りの状況や形跡で、どうやらこんなことをやらかしてしまったらしい、という憶測でしかない。特にわたしの場合は、大声を出したり、ものを壊したりする癖があったようだ。

駅から家までの間に、四つの自動販売機があった。販売機で酒を買ってその場で飲む。そして販売機のガラスを割る。次の販売機でまた酒を買って飲む。またガラスを割る。四つの販売機すべてを壊した。こんな具合である。

ある日、ポストに「販売機はいつ弁償してくれるのか」といった催促状が入っていた。何のことだろう。まるで覚えがなかった。それは販売機を壊しているところを見つかって、警察にしょ

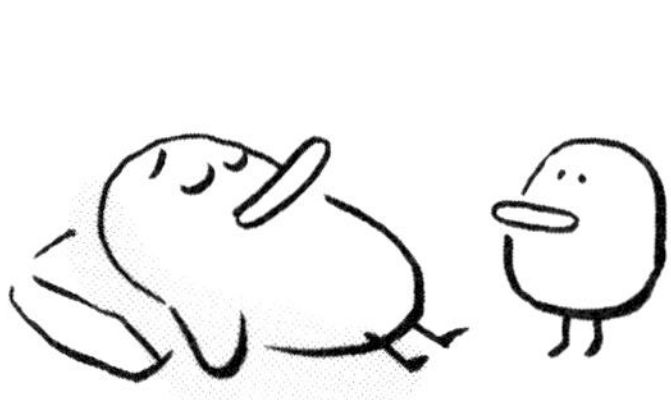

っ引かれ、弁償すると約束したことの催促だった。

離脱症状時の異常な言動

真夜中に近くの霊園に行って、墓石を倒そうとしたこともある。我に返ったとき、雪がしんしんと降っていたことだけは覚えている。人に手を上げていたかどうかはわからない。母に聞いても口をつぐんでしまうから。埼玉にいたときは、飲み屋で飲んで、その場にいた客に絡んでけんかも何度かやっていたから、あるいは暴力もふるっていたかもしれない。

酒が切れると離脱症状が起こる。あたり構わず、出せるかぎりの大声で意味不明の罵詈雑言《ばりぞうごん》を叫びまくっていた。寝ている間に酒が切れるから、起きがけに叫ぶことが多かった。いたたまれない不安、やり場のないうっぷん、怒り。そうした感情をはらすため、周りのものに当たり散らす。家中の壁という壁は穴だらけだった。

アルコールの離脱症状

アルコール依存症者の体からアルコールが抜けると、離脱症状（禁断症状）が起こります。離脱症状は、飲酒をやめてからおよそ12〜24時間後に始まるといわれ、震え、発汗、不眠、はき気・嘔吐《おうと》などの症状が出ます。さらに、けいれん発作や振戦せん妄を起こす人もいます。振戦せん妄は、禁酒後2〜3日経った夜に現れることが多く、トンチンカンな言動（意識障害）と小動物を中心にした幻視が特徴です。これらの症状がある場合には、依存症が相当進行しています。

やがて感情も制御できなくなる。

自分の人生はこんなはずではなかった

世の中からうとまれている感覚に襲われることが多くなっていた。周りのすべてが自分に悪意をもっているような感じ。存在が否定され、ひねりだされるような恐怖でいっぱいになる。そうした漠然とした不安は、酒を飲むと一時的に治まった。しかし、依存症の症状が進行していくにつれて、飲んでいる最中も、そうした感情を引きずるようになっていった。

酒を飲むとよみがえってくるのは過去の栄光。そして、あんなすばらしい栄光があったにもかかわらず、今の自分がこんなにも、みじめでふがいないのは、あの人がいたからだ。お酒を飲まずにいられないのは、あの人がわたしにあんなことを言ったからだといった具合に、自分の中で勝手にストーリーをつくり、何年も前に別れた女性やお世話になった人、家族に対して怒りの感情をつのらせるようになっていった。

怒り、恨みの感情が継続・増幅する病気

そうした自分の曲解を日々何度も何度も反芻《はんすう》していると、それはやがて恨みの感情につながっていく。酔っぱらいながら、恨みつらみを大声で叫ぶ。大暴れする。ものに当たり散らす――。そうした自分の言動が、さらにネガティブな感情を深め、強固なものとなっていく負のスパイラルに陥っていった。

今にして思えば、こうした怒りや恨みの感情が向かった相手はすべて、わたしが頼りにしていた人、つまり依存していた人たちであった。彼らは何もわるいことはしていない。むしろ、わたしを救おうとしてくれた人、わたしにとってかけがえのない人ばかりだった。たいへん申し訳ないことをしたと思っている。

酒をやめてしばらくの間、恨みつらみの独り言がなかなか治まらなかった。そうしたおかしな言動が落ち着くまでに、わたしの場合は三年かかった。

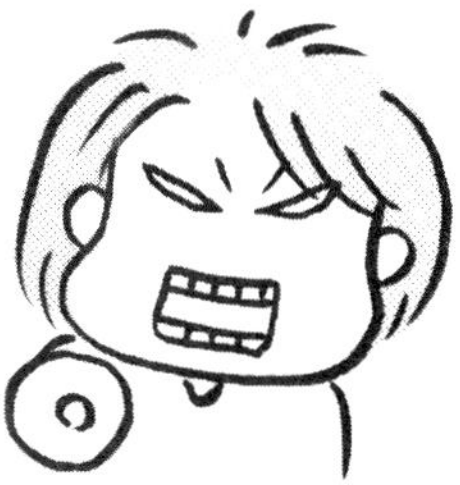

アルコール依存症の特異な言動

アルコール依存症は、体ばかりでなく心も病む病気です。依存症者は、万難を排して飲酒を続けるために嘘をついたり、自己の飲酒をいやらしいまでに正当化したりします。これは「自己中心性」と呼ばれ、依存症の大きな特徴です。また、一方で自己を卑下したり、飲酒に対する強い罪悪感なども持っています。これらの傾向は、自暴自棄な言動、他人に対する攻撃や振り回しなどとして表現されるため、周囲に多大な迷惑をかけます。性格の変化のように見えるこれらの特性は、じつは飲酒に起因していることがほとんどで、断酒とともに改善されます。

アルコール依存症のままで死にたくない。

アルコール病棟に入院

三回目の入院のきっかけは、父親とのけんかだった。仕事もせずフロにも入らず、ただただ部屋の中に引きこもり、朝から晩まで酒を飲み続けているのを見かねて、ふだんはおだやかな父親が声を荒げた。母親はずっと入院させたがっていたが、病気を自覚していないわたしは、母親のことばには一切耳を傾けなかった。

考える意欲も生きる気力もない。入院するなら閉鎖病棟にしてほしいと頼んだ。そこは精神的な疾患をもった患者が入るところで、ずっとベッドに寝ていればそれでよかったからである。病気を治そうとか、元気になってやがて社会復帰しようとか、そんなことは少しも考えられなかった。

しかし病院の医師は、まだ二十代で若いのだし、これから生活を立て直すことはじゅうぶんにできるといって、アルコール病棟に入ることを指導した。そこにいるのはだいたい四十代以上の中年ばかり。自分がいちばん若かった。

この病気で死にたくない

そこでわたしは死というものに直面した。朝六時に起きると、夕べあの人が死んだ、今朝方この人が死んだという情報が入ってくる。つい先日までふつうに会話を交わしていた人があっけなく死んでしまう。家族からも見放され、だれにも相手にされぬまま、独り病院の片隅で藻くずとなって死んでいく。順番からしたら次は自分だ。そのとき初めて、このままだとわたしもこうやって、みじめに死んでいくんだと思った。そう思ったら急に怖くなった。

あんなに死ぬ死ぬと大騒ぎしていたのに、本当に死にたいと思っていたわけではなかったのだ。こんな死に方はしたくない。いや、生きたいんだ。仲間の死んでいくのを間近に見たことで、わたしはようやく死を意識し、自分を見つめ直すことができた。治療を受けてこの病気を治したい。心底そう思った。

日本のアルコール依存症者は80万人

厚生労働省の全国調査によれば、現在日本における治療の必要なアルコール依存症者は推計80万人。成人男性の50人に1人（2%）、成人女性の1000人に1人（0.1%）の割合。依存症の疑いのある人は、実に440万人。平均寿命は52歳。ある専門病院の統計によると、退院患者は年平均4〜5%死亡し、10年後の生存率は約50%とのことです。主な死因は、肝硬変などの肝臓障害、急性心不全（多くは急性アルコール中毒）、脳血管障害（脳梗塞《のうこうそく》・脳出血）、自殺、事故などです。

なぜこんな病気になってしまったのか。

こうあるべきという強迫観念が強かった

三人姉弟の末っ子だったわたしは、とても大事に育てられた。小学生のころは、家族だけでなく、学校でも近所でも「かわいい坊や」ともてはやされていた。勉強もそれなりにできたし、親にとっては理想的な子どもだったと思う。中学生までは社交的で友だちも多かった。

父親は会社員としては成功したエリートだった。入院や治療を受けられたのも、父のおかげで、経済的には不自由しなかったからである。たまに帰ってくると決まって、高卒と大卒では将来どれだけ給料格差が出るかをグラフに書きながら、これから歩むべき理想の進路を示すのだった。幼少期から中学生までのわたしには、かわいらしくあるべき、将来はこうあるべきといった周りの期待に応えなければならないという強迫観念がいつもつきまとっていた。

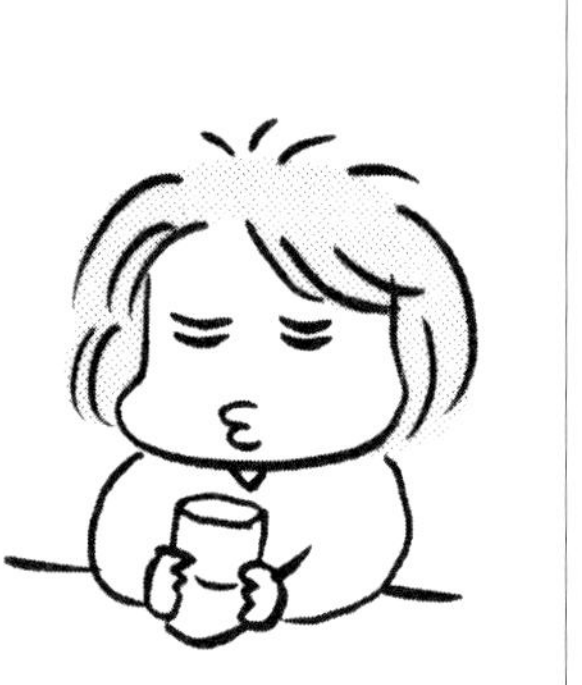

アルコール依存症の原因とは何か

アルコール依存症の原因は何か――それはまだ解明されていない。脳の記憶をつかさどる部分の問題、依存症を招く遺伝子の問題、アルコール分解酵素の問題など、いろいろ考えられているが、そうした身体機能的な要因に加えて、育つ環境、生活環境も病気の遠因となることは否定できないと思う。

そのひとつにイネーブラーの存在があげられる。イネーブラー（enabler=助力者）とは、アルコール依存症者が酒を飲むことを可能にさせる（enable）人のことだ。依存症者に振り回されて世話をやいたり、面倒を見たりすることで、結果的に、酒を飲める環境を与えてしまう人のことである。親、配偶者など、家族のこともあるし、お酒につきあう友人や、飲酒が原因の仕事上のミスを大目に見る上司などが、イネーブラー的役割となってしまうこともある。

アルコール依存症者が、働きもせず酒をあおっていられる背景には、イネーブラーと経済的なバックボーンが必ず存在する。

イネーブラーとアルコール依存症の関係

当事者だけでなく、家族や周囲の関係者を巻き込み、翻弄《ほんろう》させてしまうのが依存症です。病人を心配する親や家族が、知らぬ間にイネーブラーとなっていることも少なくありません。イネーブラーとは、依存症者の飲酒を手助けしてしまう人のことです。また、飲酒問題などで夫は妻に依存し、妻は夫の行動をコントロールしようとする共依存関係も、よく見られます。治療には、家族がこれらの関係を断ち切ることが必要です。

飲んだら元の木阿弥、生きる道は断酒のみ。

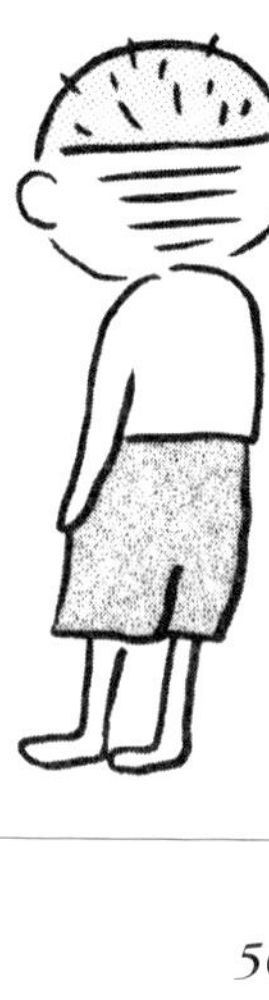

アルコール依存症の治療法

依存症と診断されたわたしは、精神的な症状が回復すれば、ふたたび酒が飲めるようになるものと思っていた。しかしこの病気はそういった類の病気ではない。精神的な問題が解決しても依存症は治らない。一滴でも飲んだら元の木阿弥。脳がアルコールによる快感を学習してしまったために、一瞬にしてまたあの地獄が戻ってくる。酒を断ち続けるしか解決方法はないのである。

内観治療、専門医によるカウンセリング、自助グループでのミーティングなど、どの治療プログラムも、結局は断酒を持続させるのが目的だ。これらに共通しているのは、過去の自分を振り返ること。人は時間が経つと自分に都合のいいことしか思い出さないものだが、わたしたちのような依存症者は、わるいことや嫌な記憶もあえて思い出し、断酒の大事な動機づけにしている。

自助グループはなぜ効果的なのか

自助グループのミーティングのよくある例は、決められた時間と場所にみんなで集まり、ひとつのテーマについて一人ひとりが順番に話していくものだ。過去の事件や記憶をたぐり寄せながら、これまでやってきたこと、考えたことを語る。メンバーは老若男女、断酒して数週間の人から十年以上の人もいる。

最初のうちはそこに行って座っているだけでも苦痛だった。こんな面白くもない話をだらだら聞いていて、本当に病気が克服できるのかとも思っていた。だが半年もすると、仲間の話がすんなり耳に入ってくるようになり、回復の手応えもずいぶん感じられるようになっていった。

この病気は、足、耳、口の順番で回復するといわれている。まずは自ら足を運んでそこに身を置く。仲間の声に耳を傾け、おのれのことを話す。そうした体験を経ることで、少しずつではあるが、心身のオリが消え始め、精神的な落ち着きを得られるようになってくる。

酒を断って、今、目の前で元気に生活している人の体験談には、かつての自分にリンクする部分が必ずある。このままだと「死」という将来のイメージしかなかったのが、あの人のように五年、十年と飲まずに生きていくことができることを実感できる。将来のモデルがリアルにそこにあるから、とても説得力がある。

自分が酒に溺れていた時期を再認識するのはつらいこともある。だがこれは再飲酒しないための方法であり、病気を解決する少ない選択肢のひとつなのだ。

➡アルコール依存症についての相談先や自助グループについては巻末付録参照

この病気との上手なつきあい方。

家族のための相談先

この病気は、家族や周囲の人を巻き込んでいく病気だ。当事者ももちろんつらいが、周りの家族の苦しみや悩みは計りしれない。一家の稼ぎ手が依存症者になった場合、経済的な不安も先立つだろう。そうした依存症者をもつ家族のための相談施設もある。依存症者とどのように向き合えばいいのか、病気を認めたがらない病人を、どのように治療につなげていけばいいのか――家族や関係者対象の相談施設では、そうした悩みに対するアドバイスや対処法を指導してくれる。

同じ問題を克服し、現在幸せに暮らしている人を目の前にして、その体験やアドバイスを聞くことは、家族たちの大きなよりどころとなり、明るい未来の指針となる。家族や周囲が変われば、病人の言動や意識も変わってくる。

依存症者に対する家族の基本的なスタンスは、何もしないこと。酒を隠したり説教したりおだ

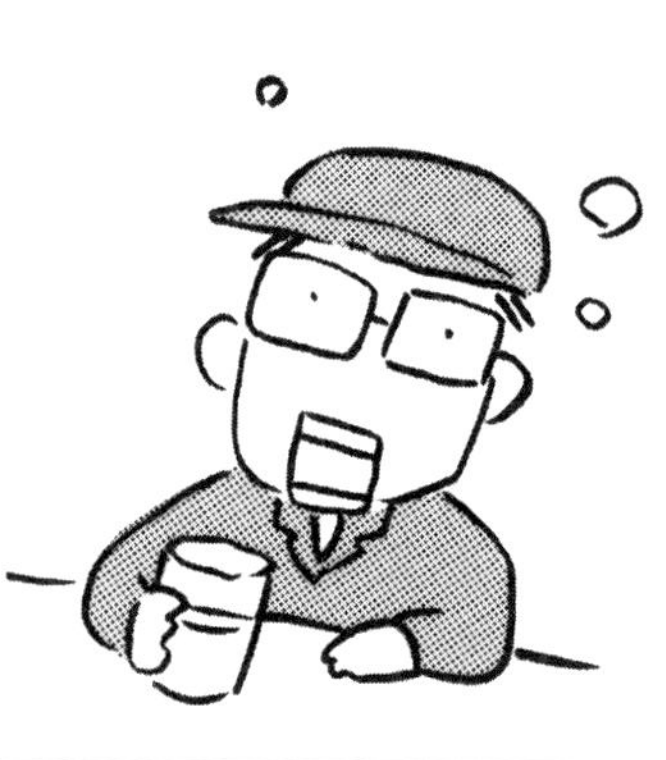

てたり、飲んでいれば落ち着くからといって金を渡したり、その人の尻ぬぐいといったことを一切やらない。見守ってはいても手を出さないことが、つまり、本人を「底つき」に向かわせることが、結果的に回復を早めるいちばんの方法といわれている。

アルコール依存症専門の病院を選ぶ

病院を選ぶ際も、アルコール依存症の治療を専門にやっているところ、依存症治療の経験をもつ医師がいる病院が望ましい。いい病院は処方に対する考えがしっかりしている。たとえばこの病気はうつ症状が出るのが特徴だが、それはうつ病そのものではないから、抗うつ剤は服用すべきではないともいわれる。むしろ抗うつ剤を飲むことによって、薬物依存になったり合併症を招いたりと、弊害が出てくる場合もある。

アルコール依存症の治療のスキルがある病院は、その時々の患者の様態によって、それが離脱症状におけるうつ状態なのか、病気のうつ病なのかを正しく判断してくれる。薬物療法に詳しくて、処方のタイミングを正しく判断できる医師でないと、病気の進行を早めたり悪化させたりすることにもなりかねないのだ。

アルコール依存症を克服する

アルコール依存症が病気であり、適切な治療法があることは、まだまだ世間一般に知られていない。誤解も多く、病気の原因は人間性にあると考えている人もいる。

　多くの人の力を得ながら、この病気から回復できたわたしが今できることは、一人でも多くの人にこの病気のことを正しく理解してもらい、少しでも早く治療に向かってほしいということ。そしてその方法を伝えることしかない。

　わたしはこの病気になって適切な治療を受け、いろいろな人と出会えたことに心から感謝している。過去の自分と比べて、今がどんなに幸せなことか。人生に勝ち負けはないことを知った。社会的な価値観や人との比較ではなく、自己の中でものごとを解決する術を学んだ。こうした考え方や行動が生きやすさを導くことを、今この病気で悩んでいる本人やその家族にぜひ気づいてほしい。

家族のためのカウンセリング

家族を対象とした自助グループのミーティングや病院や自治体が開催しているカウンセリングは、全国にあります。家族や関係者にアルコール依存症者が出た場合は、できるだけ早い段階で、専門の病院や相談窓口に足を運びましょう。当事者とどのように接すればいいのか、どのタイミングで治療につなげていけばいいのか。そうしたアルコール依存症に関する正しい情報や知識、治療のためのノウハウを、専門家や体験者に聞き、指導してもらうことが、この病気から回復する最大の近道です。

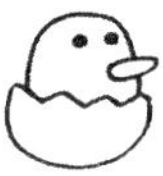

コラム2●飲んだ量だけ酔っぱらう

飲酒量に比例して、「酔いの状態」も深くなります。お酒がおいしいのは適量のうちだけで、度を超して飲めば、脳のまひが進み、死に至ることさえあることがわかります。

( )内は血中のアルコール濃度(%)*	酒量		酔いの状態**
	ビール(中びん500ml)	**日本酒**	
そう快期 (0.02〜0.04)	〜1本	〜1合	さわやかな気分になる 皮膚が赤くなる 陽気になる 判断力が少しにぶる
ほろ酔い期 (0.05〜0.10)	1〜2本	1〜2合	ほろ酔い気分になる 手の動きが活発になる 抑制がとれる(理性が失われる) 体温が上がる 脈が速くなる
酩酊初期 (0.11〜0.15)	3本	3合	気が大きくなる 大声でがなりたてる 怒りっぽくなる 立てばふらつく
酩酊期 (0.16〜0.30)	4〜6本	4〜6合	千鳥足になる 何度も同じことをしゃべる 呼吸が速くなる 吐き気・おう吐がおこる
泥酔期 (0.31〜0.40)	7〜10本	7合〜1升	まともに立てない 意識がはっきりしない 言語がめちゃめちゃになる
昏睡期 (0.41〜0.50)	10本超	1升超	ゆり動かしても起きない 大小便はたれ流しになる 呼吸はゆっくりと深い 死亡

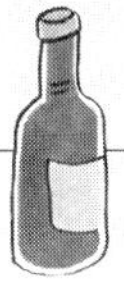

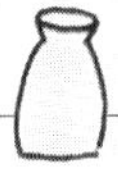

(アルコール健康医学協会「お酒と健康を考える」より一部改変)

＊血中のアルコール濃度には個人差があり、また、飲む人の体重によって変わります。たとえば、体重60kgの人にとって、日本酒2合は「ほろ酔い期」ですが、体重50kgの人にとっては「酩酊初期」に相応します。また、飲酒後、血中のアルコール濃度のピークは30分〜2時間後に現れます。

＊＊酔いの状態には個人差があります。

コラム3●アルコール依存症の自己判定法―新KAST

●自宅でできる簡単な判定法

ここ最近6か月のことを振り返って、質問に「はい」か「いいえ」で答え、合計点数を出してください。アルコール依存症は、軽症のうちほど回復も早いので、少しでも思い当たることがあれば、「はい」を選んでみましょう。家族や周囲の人にもいっしょに回答してもらうと、より客観的でしょう。

男性版（KAST-M）

最近6か月の間に次のようなことがありましたか。

	項目	はい	いいえ
1.	食事は1日3回、ほぼ規則的にとっている	0点	1点
2.	糖尿病、肝臓病、または心臓病と診断され、その治療を受けたことがある	1点	0点
3.	酒を飲まないと寝付けないことが多い	1点	0点
4.	二日酔いで仕事を休んだり、大事な約束を守らなかったりしたことが時々ある	1点	0点
5.	酒をやめる必要性を感じたことがある	1点	0点
6.	酒を飲まなければいい人だとよく言われる	1点	0点
7.	家族に隠すようにして酒を飲むことがある	1点	0点
8.	酒がきれたときに、汗が出たり、手が震えたり、いらいらや不眠など苦しいことがある	1点	0点
9.	朝酒や昼酒の経験が何度かある	1点	0点
10.	飲まないほうがよい生活を送れそうだと思う	1点	0点

判定

合計　　　　点

合計点が4点以上

アルコール依存症の疑い群：アルコール依存症の疑いが高い群です。専門医療の受診をお薦めします。

合計点が1～3点

要注意群：飲酒量を減らしたり、一定期間禁酒をしたりする必要があります。医療者と相談してください。ただし、質問項目1番のみ「いいえ（1点）」の場合には、正常群とします。

合計点が0点

正常群

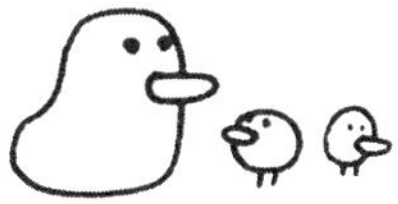

女性版（KAST-F）

最近6か月の間に次のようなことがありましたか。

	項目	はい	いいえ
1.	酒を飲まないと寝付けないことが多い	1点	0点
2.	医師からアルコールを控えるようにと言われたことがある	1点	0点
3.	せめて今日だけは酒を飲むまいと思っていても、つい飲んでしまうことが多い	1点	0点
4.	酒の量を減らそうとしたり、酒を止めようと試みたことがある	1点	0点
5.	飲酒しながら、仕事、家事、育児をすることがある	1点	0点
6.	私のしていた仕事をまわりの人がするようになった	1点	0点
7.	酒を飲まなければいい人だとよく言われる	1点	0点
8.	自分の飲酒についてうしろめたさを感じたことがある	1点	0点

合計　　　点

判定

合計点が 3 点以上

アルコール依存症の疑い群：アルコール依存症の疑いが高い群です。専門医療の受診をお薦めします。

合計点が 1 ～2 点

要注意群：飲酒量を減らしたり、一定期間禁酒をしたりする必要があります。医療者と相談してください。ただし、質問項目 6 番のみ「はい（1点）」の場合には、正常群とします。

合計点が 0 点

正常群

KASTは、久里浜式（K）アルコール症（A）スクリーニング（S）テスト（T）の略で、久里浜とは、日本で最大のアルコール関連問題の治療・研究・研修機関である「久里浜アルコール症センター」（神奈川県横須賀市）のことです。KASTは簡単に自己判定できるテストとして日本で考案され、さらに男女別の新KASTに改訂されました。また、このテストの判定で、アルコール依存症と診断されるわけではありません。

コラム4●相談の第一歩は自分の行きやすいところから

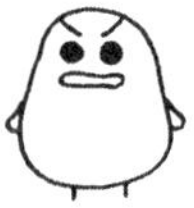

●家族はためらわないで専門家に相談を

厚生労働省のアンケート*によると、アルコールの問題に気づいてから家族が専門機関に相談するまで、平均5.5年の歳月がかかっています。そして、相談に伴う困難の第1位は「相談先がわからない」(69.9%)というものです(表1)。相談先は、最寄りの保健所や全国の精神保健福祉センター、医療機関、自助グループなど身近にあるので、ためらわずに連絡してみましょう。→巻末付録参照。

たいていの病気は、患者本人が受診しなくては意味がありませんが、アルコールの問題は、家族の相談が治療の突破口になることも多々あります。アルコールの問題に気づいたら、本人でなくても構わないので、公的機関や医療機関など、相談しやすいところに電話したり、足を運んだりするのが第一でしょう。

●過度に期待せず、長期戦を覚悟する

ところで、相談を困難にしている理由の第2位は、「世間体や偏見のため」(42.9%)、第3位「相談先不足」(23.8%)、第4位「相談する気力がない」(15.0%)というものです。こうした理由で治療の開始が遅れるのは、健康のことを考えると、とても残念なことです。

また、やっとの思いで相談機関に出向いても、たまたま窓口が休みだったり、対応した相手と相性が合わなかったりするだけで、落ち込むこともあるでしょう。同アンケートでは、「親身に相談にのってくれなかった」「解決の方法を教えてくれなかった」「家族の責任のように責められた」という不満や失望の声もあがっています。

ただ、長い年月をかけて悪化した病気は治療や解決にも相応の時間がかかるものです。一回の相談ですべてが解決するわけではないので、気がかりを一つずつサポートしてもらうつもりで相談しましょう。

●相談すれば、それだけの成果が得られる

アルコールに関する問題は、健康面、経済面、人間関係や仕事上のトラブル、家庭内暴力など、複雑な内容が多いため、最初から満足なアドバイスが得られるとは限りません。一度きり、あるいは一か所の相談だけであきらめないでください。

公的機関や医療機関のほかに、自助グループも役立ちます。自助グループには、お酒をやめたい本人たちが集まるものと、依存症者の家族が対象のものがあります。同じ悩みをもっていたり、回復した人たちに会える場所なので、実際的な情報にも多く接することができます。

表1【アルコール相談に伴う困難】

相談先がわからない	69.9%
世間体や偏見のため	42.9%
相談先不足	23.8%
相談する気力がない	15.0%

＊厚生労働省平成20年度障害者保健福祉推進事業「依存症患者の社会生活に対する支援のための包括的な地域生活支援事業」の分担研究による全国調査。

第3章

【対談】アルコール依存症という病気

西原理恵子×月乃光司

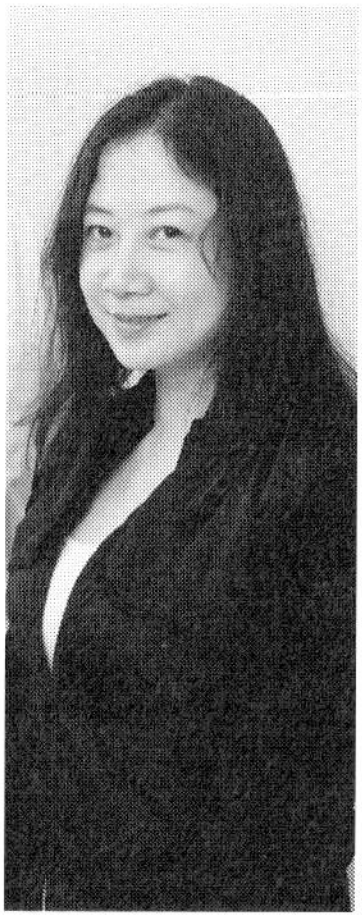

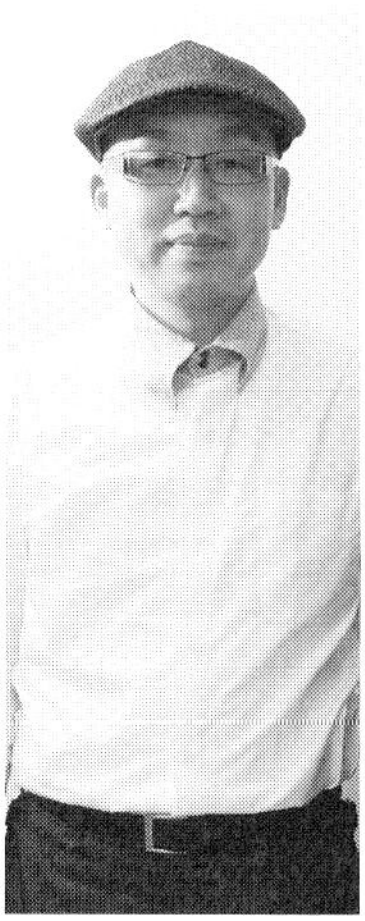

本人だけではなく、家族や周囲を混乱と不安に巻き込んでいくアルコール依存症という病気。あのとき、どうすればよかったのか——。どんな助けが必要だったのかを振り返る。

知られていないことが多すぎる

月乃光司（以下・月乃）――西原さんは、アルコール依存症に関する取材には、優先的に協力されているそうですが。

西原理恵子（以下・西原）――テレビやラジオなどでわたしの話を聞いたという方から、よく声をかけられます。本人がアルコール依存症だったり、家族がそうで、「うちの夫も同じなんですよ」と手を握ってくる方もいらっしゃいます。この病気に苦しめられている人は、かなり多いんだなあ、というのが実感です。

月乃――日本のアルコール依存症者は推計八十万人、依存症者の可能性がある人は約四百四十万人。それから、一日平均ビール中びん三本以上飲んでいる多量飲酒者になると、約八百六十万人だそうです。それなのに、病気についてよく知られていないし、誤解も多い。

西原――それは患者や予備軍の数ですよね。家族のことも考えたら、背後にはその何倍もの人が苦しめられているんですよね。

月乃――いやぁ申し訳ないです。自分は当事者の側だったので…。当時は、暴言ははくわ暴れるわ、ものを壊すわ嘘をつくわ。しかもやったことを当人は忘れてしまうわと、煮ても焼いても食えないどうしようもない状態でした。

西原――わたしのところに届く手紙などにも、依存症になってしまった家族への憎しみをぶつけ

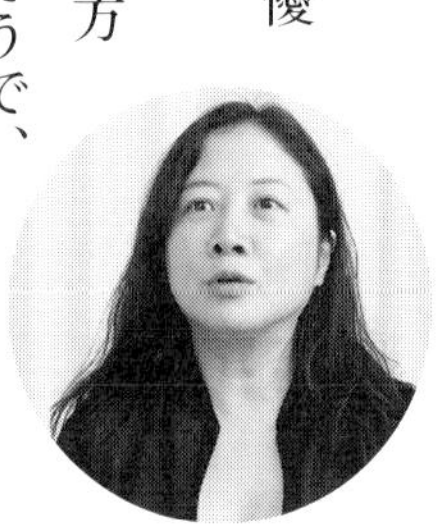

たものがありますが、実際、それだけのことをやっているんですよ。アルコール依存症の人たちというのは。でも、本人も家族も、好きこのんでそんなふうになったわけではない。だからわたしは、この病気のことを理解してもらって、これは憎むことではなくて病気なんだよということを伝えたい。

わたしは夫の依存症について、離婚するまで気づこうとしなかった、直視できなかったという後悔があるのだけど、今だったら知識もあるので、もし家族がこの病気になったら、すぐに治療を受けさせます。

でも当時のわたしにはそうしたことを理解する余力がなかった。実際、依存症者がいる家族は、恥ずかしいとか後ろめたいとかいう感覚なんかより、渦中にいると、ものごとを正常に考える気力すらなくなってしまうんです。わたしもその中にいたからよくわかる。

月乃――それまでにも、仕事上のつきあいなどで、アルコール依存症の人がいたりしませんでしたか。

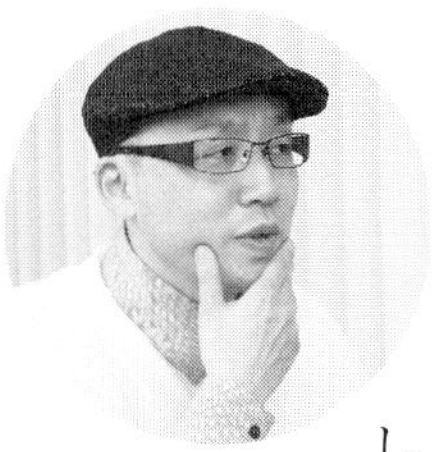

西原――飲むとすごいことになるという人はたくさんいましたね。でも若い時分は、むちゃ飲みして、だれにでもけんかを売るような人を見ても、酒癖のわるい人だなぁという程度の認識しかなかった。今の目で周りを見ると、公園でも電車の中でも街なかでも、あちこちでブラックアウト（飲んでいる間のことを記憶していないこと↓42ページ）しているような人を見かけますが、あのブラックアウトの時間が長ければ

長いほど問題なんですよね。

月乃――問題飲酒とか呼ばれていますね。依存症でない人でも、お酒を飲んで記憶をなくすことはありますが、依存症のひとつの兆候として、記憶をなくすことが最初の兆候であることは間違いありません。わたしもブラックアウトしている間のことは何も覚えていない。今となっては笑い話ですが、ブラックアウト中、わたしは飼い猫に何かわるさをやらかしてしまったらしく、お酒を断ってからも、まったく近くに寄ってきてくれなくなりました（笑）。

西原――仕事もしないで、サラ金で金を借りてまでパチンコをするようになってしまうと、それはすでにギャンブル依存症。飲酒運転の常習者も、じつはアルコール依存症だったりする。警察できちんと取り締まれといわれるけれど、本人たちはコントロールできない。そういう病気なんだから。アルコール依存症の彼らにとって必要なのは警察ではなくて医者。社会的制裁ではなく治療なんです。お酒が原因で人間関係とか仕事とかがうまくいかなかったり、家族にことばであれ暴力であれ危害を加え始めるといったことが、ふたつくらいバリューセットで組み合わされると、それは依存症になっている可能性が高い。

月乃――問題飲酒イコール依存症ということにはならないと思いますが、社会規範から外れた行動とか言動が続いたら、病気がじゅうぶん疑われます。

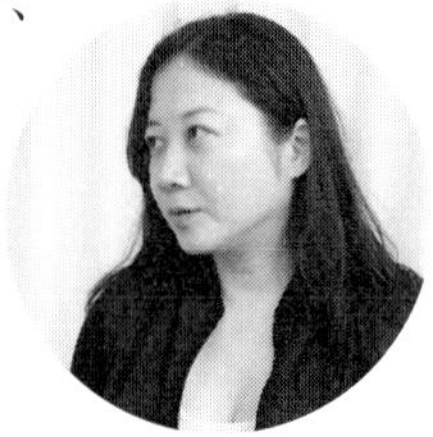

たとえば二日酔いで会社を休んだり、仕事に穴をあけたりということは、だれでもあるでしょうが、そうしたことが続きだすとまずいですよね。失敗をして注意されて、それ以後は慎むようになるのがふつうだけど、依存症の人は、そのときは謝って反省しても、一週間ぐらいすると、また同じようなことをして休んでしまう。医者から肝臓の数値がよくないと言われたら、十人中八人はセーブできるけれど、危険だと指摘されてもお酒を飲んでしまう。社会人として、家庭人として、ちゃんとした行動が取れなくなっている状態。そうした問題飲酒が続くようになったら、アルコール依存症を疑ってもいいかもしれません。

西原——問題飲酒と依存症の境目というのはたしかに難しいでしょうね。きちんとお勤めして、上司にペコペコできて、仕事もそれなりにこなして、でも家庭では暴言暴力をふるい危害を加えながら、定年までやり過ごしてしまうという人もいます。そうなると、それはただ性格がわるい人であって、病気なのかどうか簡単には判断できない。わたしの夫はまさにそれでしたので、病気の発見が遅れてしまいました。

月乃——問題の出る場所が人によって違うんですよね。鴨志田さんのように、家庭で暴れても、外ではいい人で通っている人もいれば、反対に家ではとてもいいお父さんなのに、会社では爆裂してとんでもないことをしている人もいる。その人のわるいところ、弱いところに出てくるんですね。

西原——鴨ちゃんも、立ち回りが卑怯《ひきょう》だったり、暴言をはいたりと、そんなこ

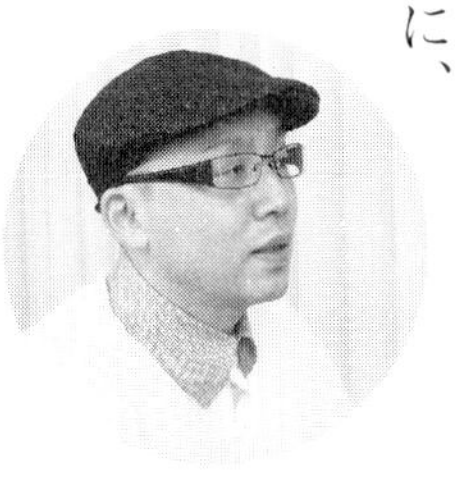

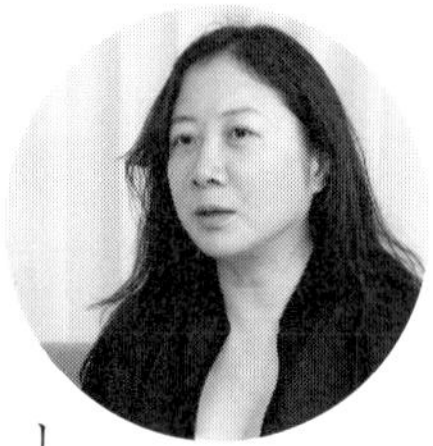

とばっかりするので、瞬間的には「もしかしたらこれは病気かな」と思ったこともあったけれど、その考えを持続できない。記憶にとどめられないんですよ。正常な思考ができたのはせいぜい二年ほどで、その後はもう判断不能。完全にフリーズ状態ですよ。それから先は理解したくないというのかな。極端に性格がわるい人がいたら、その人がどんな環境にあってこんな性格になったのかなんて考えようともしないでしょう。関わりをもたないようにしようというところで終わってしまいます。

月乃——当事者のわたしとしては、耳の痛い話です。

西原——正直なところ、つらすぎて当時の記憶はあまりないんです。ひとつ思い出したら、つぎつぎに出てきてしまうので、考えないようにしています。覚えていることといったら、いつものどが渇いていたこと。おそらく水を飲む時間もなかったんでしょうね。貯金もあったし、仕事を辞めていっしょに病院に行くという方法もあったかもしれませんが、わたしには仕事を辞めるという選択肢はなかった。仕事し続けなければいけないという強迫観念があったんです。

月乃——それで六年後に離婚。

西原——そう六年。最後は「鴨ちゃん、もう死んでください」と思って離婚しました。女性の感情ってポイントカード制みたいなところがあって、もうこれ以上貯めることはできないというときが最後。それが六年目にやってきた。まあ、それでも長いほうかもしれません。

なぜかアルコールで恨みつらみの感情が引き起こされる

西原――月乃さんの引きこもりは、具体的にどんなふうだったの。

月乃――よく覚えていないんですが、実家の壁は穴だらけです。やり場のない怒りと恨みで、けりまくっていたようです。アルコール依存症になると、恨みの感情が特に高まるんですよ。

西原――鴨ちゃんも、毎日「あいつさえいなければ、あいつさえいなければ、あいつさえいなければ」と呪文《じゅもん》みたいに唱えていました。

月乃――感情のすべてが憎しみと恨みになっていくのは、アルコール依存症の特徴のひとつだと思います。過去のことまでいろいろ遡《さかのぼ》ってしまって、あのとき、あいつは僕のことをばかにしていたに違いないと。こんなに酒ばかり飲む自分がふがいないんだけど、それはあいつがいたからだと自分の中でストーリーができあがってしまって、それを何度も何度も、思い返すんですよ。何年も昔のことでも、あいつのせいでこうなった。どうやって社会的制裁を与えてやろうかという思考につながっていく。まったく奇妙で恐ろしいことなんですけど、そんな異常な思考が巡り巡っていました。

西原――引きこもりになると、ほかに考えることがないからね。貧乏だったら、食べるものを得るためにどうしたって外に出ざるを得ません。お酒飲みたかったら、外でお金を稼がなくちゃならない。今は家にいれば上げ膳据え膳で家族が食事を用意してくれる。途上国にはない、豊かさの病気ですね。現在の子どもたちも、引きこもりながら、ネットで情報を得て食べるものにも不自由しない。まさに現代病ですよ。

月乃――僕はネット時代に引きこもりになったわけじゃないけれど、自分の想像の中で私恨が増殖していきました。ささいなことから憎しみが累積され、恨みになっていくんです。

西原――多かれ少なかれ、だれでもそうですよ、わたしだって過去のいちばん嫌だったことを、つらいとき、落ち込んだときに思い出しちゃったりするもの。わたしはそうしたつらいこと悲しいことを、漫画という手段で笑いに昇華することでバランスを取っているわけ。だから楽天的な人が本当にうらやましい。よく切り替えられるなぁと。

月乃――わたしも切り替えられないほうですね。依存症の人は、性格的には恨み体質の人が多いから、お酒をやめてからが難しいというのも、そうしたことがあるかもしれません。

西原――当時の鴨ちゃんときたら、憎しみでもう一人の悪魔ができているような感じでしたよ。妬《ねた》みひがみのかたまり。どこでそんな感情が埋め込まれたのか、テレビを見ていても新聞を読んでいても、理屈が通じないびっくりするようなことばを平気で言って、わけわかんない。

月乃――特定の人を憎んでいたということはあったんですか。

西原――もうのべつまくなし、だれでも彼でも。特にわたしの仕事関係の人はすべて憎んでいましたね。その横で子どもが泣いているのはつらかったです。

月乃――わたしは、昔つきあっていた女性に対して恨みが向かったこともありました。別れてからもう数年経っているのに、わたしの中には、あの女性のせいでわたしはこんなになってしまったというストーリーができあがっている。あるとき、彼女の実家に大学の同窓生だと言って電話したら、すでに結婚していて、それで、彼女の電話番号を教えてもらったものだから、憎しみのかたまりだったわたしは、当時のことを延々と電話で話す。彼女は電話口の向こうで泣いている。最後には旦那も出てきて…。僕がやった最低のことのひとつです。恐ろしいですよ。

西原――それ、何歳ぐらいのこと。

月乃――新潟に戻ってからだから二十五、六歳のころ。治療を始める前です。実際、彼女はとてもいい人で、何もわるいところなんかない。結局、わたしのほうが彼女に依存していたんです。この病気は、依存していた人に恨みが出ることを後になって知りました。

　治療を始めてからも、自分の恩人に対して憎しみの感情が出たことがあった。わたしが今生きているのもその人のおかげなのに、その人に対して猛烈に恨みの感情がわいてきて…。その人にも僕は依存していたんですね。一人で飲んでいると、そうしたわるい感情がどんどん自己の中で発酵していく。アルコールの薬理作用で、感情のバランスが壊れ、言動がゆがんでしまうんです。風邪をひいて発熱するように、おかしな言動が症状として出るんです。

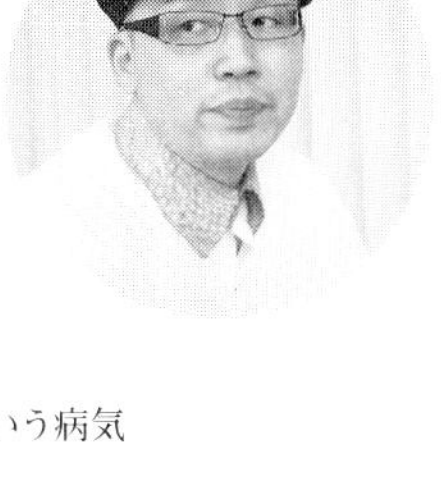

突き放さないと、家族や周囲の人もおかしくなる

月乃――身の周りに、もしかしたらあの人はあぶないかもしれないという人がいたら、少しでも早く治療対処してほしいですね。今は、アルコール依存症者の被害を受けている家族を受け入れる態勢もいろいろ整っていますしね。

西原――家族は、どうも変だと感じたら、その状況や時間をメモしたものを残しておけば、公共機関のカウンセリングも受けられるし、いざというときは母子寮にも避難できる。

　アルコール依存症者の対応で大事なのは突き放すこと。家族全員がその場からいなくなるということですからね。もしそれで旦那が家に火をつけてしまったら、しかたない。それでおしまいと。だって、そのまま家にいたら、家族みんながいっしょに死ぬことになりかねないから。そうした環境は、家族にも必ず感染する。おかしい人といっしょにいるとその家族も子どももおかしくなってしまう。環境が性格を遺伝させるんです。

月乃――わたしが入院していたころ、母親もおかしくなって病院に通っていました。大きな息子が毎日お酒を飲んで壁をけっとばして大暴れしているわけですから当然ですよね。

　わたしの場合、アルコールが切れると、自分が出せるかぎりの大声を出すようで、目が覚めたら夜中や朝を問わず、恨みつらみを大声で叫ぶ。近所迷惑だからやめろと注意されても、病気の僕はやめられないんですよ。それで

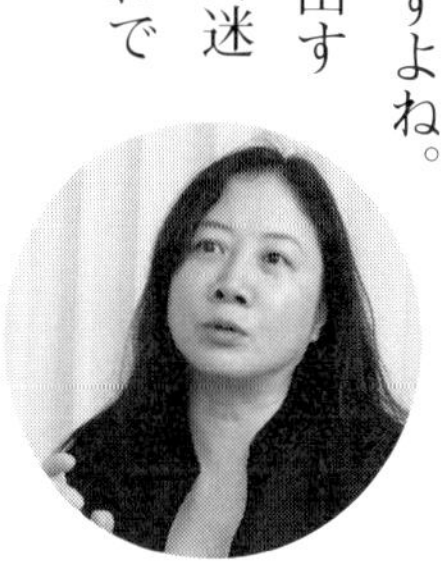

母親は、病院からもらってきた抗酒剤をわたしの食事に混ぜたりして…。症状を抑えようという親心だったんだけど、これはとんでもなく間違った用法なんです。

西原——抗酒剤の作用って相当苦しいみたいですね。

月乃——抗酒剤というのは、今日は酒を飲まないぞというときに、自分自らが飲む薬。これを飲んでから飲酒すると、七転八倒の苦しみがやってくるんです。知らずに食事して飲酒して苦しくなると、これは母親のしわざだと気づいて、俺を殺すつもりかと部屋に怒鳴り込む。こんな粗暴な人間と三百六十五日いっしょにいたら、だれでも変になります。

そのころ母が書いていた日記を盗み読みすると、「この子はもうダメかもしれない」と書かれていたことがあったな。

西原——それはもう「ダメ」ですよ。「かも」じゃない。

月乃——そのころは、母もかなりおかしくなっていたようで、わたしのことを「ボク」と呼ぶようになっていた。そのころの日記は「コウジは赤ちゃん、コウジは赤ちゃん。いいのよ、わたしのもとからもう一度巣立って行ってね」という感じになっていました。

西原——その巣立つ先というのはあの世のことですよ（笑）。コウジをそうっとあの世に送りましょうと。

月乃——鴨志田さんはどうだったんですか。

西原——とにかくわたしのすべてをことばで人格否定していましたね。薄汚い女だなとか三文絵描きだとか。少しでも反応しようものなら、猛烈な勢いで攻撃してくる。始まったら逃げ場がない。黙って聞くともなく聞いているしかないんです。

靴の脱ぎ方からドアの開け閉め、仕事すべてをあげつらって全否定。何がきっかけで火がつくかわからないんです。

月乃――ものを破壊したり、暴力をふるったりということはあったのですか。

西原――朝になったら、いろいろなものが壊れていたことはありました。それでも決してわたしや子どもたちに手を上げることだけはしなかった。それをやったら最後だって知っているから。それがまた憎たらしいんですよ。

基本はことばによる精神的ないびり。二人の子どもがいる、寝ていない、仕事はしないといけないという暮らしの中で、ようやく休めるかなというときに、わざとやってきて説教を始めて、ざまあみろという感じで笑っている。まるで鬼です。子どもの面倒は一切みないで、お客が来ると抱いてみたりする。

月乃――豹変《ひょうへん》しますね。

西原――やはり弱い人を攻撃するんですよ。だれにも一皮むけば、というところがあるとも思うけれど、それを理性で正しているもんです。でもアルコール依存症の人は理性の外だから。別の言い方をすれば、動物的な防衛本能がある。この相手に吠《ほ》えているかぎりは大丈夫だとか、出産中の雌を攻撃すればいいとか、そうした本能が働くんだと思います。弱っているところに攻撃先が向かう。嗅覚《きゅうかく》がきく。野生の生き物なんだね。

月乃――アルコール依存症には、イネーブラーといって、必ずそれを支えている人が身近にいるもので、まあ、わたしの場合は母親だったわけですが、西原さんも、結果的にはイネーブラーだったのかもしれませんね。

今考えれば、彼に金を回さないという選択肢もあったかもしれないけれど、それを奥さん一人で実際やるのはかなり厳しいことだし、第一にそれが本当に病気なのか確信がないとできませんよね。金をやらなかったら外で何かやらかすかもしれないという心配もある。

西原――わたしたちの場合は、コンビの仕事もあって、彼もそれをばりばりこなしてくる。「やすしときよし」みたいな関係だから、たとえ片方に多少問題があっても補い合っていました。ところがしだいに、仕事のミスや穴をあけることが多くなってきて、さすがにこれはおかしいと。

月乃――そのとき思い切って、そのサイクルを絶つことは考えられなかった。

西原――それを切ることはすべてを切ること。それが離婚ということだったんです。わたしたちの場合は。

月乃――夫の依存症においては、離婚がいい結果につながったケースはたくさんあります。その場合の多くは、奥さんがとてもいい方で、最初は夫婦で自助グループに来てカウンセリングを受けているのですが、最後には奥さんも精根尽き果てて離婚となってしまう。問題をすべて自分で抱えなくてはならな

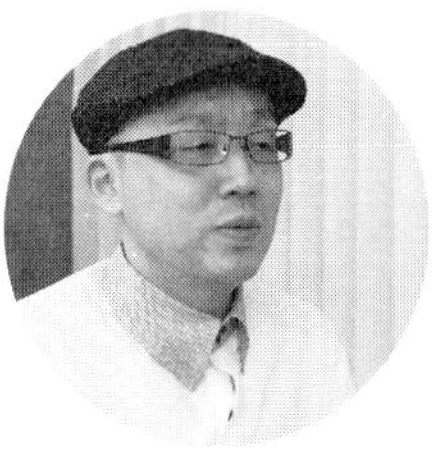

くなって、夫がお酒をやめたというケースを知っています。ただ、離婚が逆効果のケースもあるので、やはり専門家のアドバイスは必要だと思います。

西原——結局、本人がやめようとしないかぎり、やめられないからね。

正しいSOSの出し方、相談先の選び方

月乃——最近は、女性と高齢者のアルコール依存症が増えているそうです。女性の場合、生きづらさを紛らわすため、つらさから逃避するために飲み始めて、いつしか病気に至るケースが多いそうです。男性に比べて体力的にアルコールに弱いから、発症するまでの時間が早いし、そもそもお酒が好きで飲み始めたわけでもない人は、依存症になってしまったときのショックが大きいでしょうね。

西原——女性は家族が気づかないうちに隠れて飲んで、一見おとなしくしているから、病気の発見が遅れがちになるとも聞いています。でもやっぱり多いのは、大黒柱の父親が依存症になって家族が途方にくれるというケースでしょうね。

月乃——治療を受けている依存症患者の約九十%は男性ですからね。仕事をしてお金を入れてくれる父親が依存症で、家族がぼこぼこにされてしまうという家庭は実際多いです。

西原——現実、そうした依存症の人が家庭の中にいたら、どう接したらいいか、大暴れする相手をどう制したらいいかというのは、家族にとって切実な問題ですよね。

月乃――依存症者との距離の取り方というのはなかなか難しいと思う。夫婦の場合は、離婚という手続きもひとつのきっかけとなるけれど、親子となるとまた違ってくる。そうした場合は、家族みんなで半年くらい、自助グループや病院に通うという選択肢もあります。

西原――わたしはこの問題で相談されると、まずは家族で自助グループやカウンセリングに参加してみてくださいと伝えています。それから家族で話し合うときは、家ではなくて、三十分でもいいから場所を変えてくださいとも。これはカウンセリングの先生からアドバイスしてもらったことなのですが、時間を決めて場所を変えて話し合いの場をもつことはとても効果的なんです。

月乃――そうした依存症者に、治療につながる働きかけをすることを「介入」と呼ぶのですが、たとえば夫が依存症だった場合、お酒が抜けたタイミングを見計らって「あなたのことは家族の皆が愛していますが、これ以上いっしょに暮らすことはできません。あなたは今病気で、それを治療するための機関がありますから、ぜひそちらに行ってみてください」といった具合に、現状とその対応策を伝える。そのときにできるだけ、家族や会社の人、友人など、当事者に関わる人がそろって対応するのがいいといわれています。

西原――家族だけとか、一人だけで介入するのはとても難しいと思う。鴨ちゃんのときも、家族で話し合いをしようとしても、逆ギレしてしまって危ないんですよ。離婚のときにお世話になった弁護士さんも、話し合いには、だれかに立ち会ってもらうようにと言っていました。

月乃――介入のタイミングも難しいですからね。やはり後《うし》ろ楯《だて》が必要です。医療関係者、保健師、ケースワーカーなどの専門家を中心に、家族、会社の関係者が一堂に会して当事者と対峙《たいじ》し、これだけの人間があなたと関わっているということを示すのは、効果的な方法といわれます。

西原――たしかに会社の上司に同席してもらうのはいいですね。鴨ちゃんも仕事関係で頭が上がらない人の言うことは聞いていましたから、話し合いのときには、お願いしてその人にも同席してもらっていました。

月乃――治療に向かわせるアクションにもいろいろあります。当事者が夫であるか妻であるか、あるいは子どもか単身者か友人であるかで、介入のしかたも変わってくる。当事者の酔いが覚めたタイミングを見極めながら、ケース・バイ・ケースで働きかけを行なう。その対処が早いと、病気の回復も早まる。自助グループの活動も治療につなぐ介入のひとつだと思います。

西原――自助グループには、同じ道を歩いてきた先輩たちがたくさんいますから、そうした経験者からのアドバイスは、お医者さんより参考になることもありますよね。

月乃――まったくそうです。

西原――月乃さんはご自分を含めて依存症回復者をサバイバーと呼んでいるけれど、家族の側はもっと特異な経験をしていると思う。当人よりも先に病気についての認識を深め、それでうまくいかなかったら次の手段として突き放しに入る。でも現実的に、大暴れされて命に危険があるような場合は、とにかくその場から逃げてほしい。

月乃――夫や大きい息子が大暴れしたら、女性たちは手の施しようがありませんからね。

西原――わたしもいちばん困ったのが夫からの逃げ方でした。相手が力のある男性の場合は外に放り出すこともできません。引きこもりの場合は、親のほうがそこから出て行ってしまえばいいけれどね。

月乃――兵糧攻めですね。

西原――突き放しのポイントやその方法にもいろいろあるから、子どもを抱えながらでも勉強会に参加して、先輩たちから方法を学ぶのがやっぱり解決のいちばんの近道だと思うな。

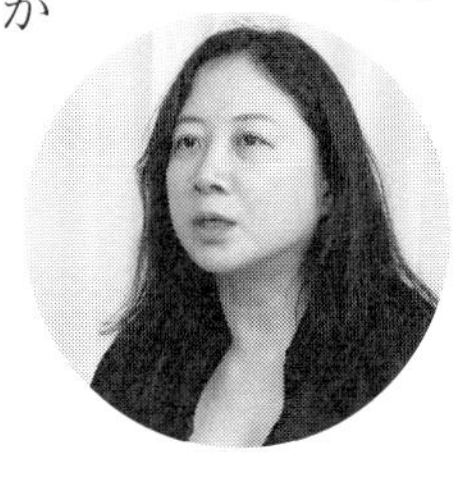

月乃――少しでも早くＳＯＳの信号を出すと。

西原――多くの人は、そのＳＯＳの出し先を間違えちゃうから疲れちゃうのよね。親とか友だちとか、親戚《しんせき》とか医者とか弁護士などに悩みを訴えても、相手に知識がなければ、とんちんかんなことしか返ってこない。友だちが家に来てくれても、「まぁ頑張って」とか言う程度。でも溺れてる最中に「まぁ頑張って」と言われても、こちらとしてはどうしようもないわけ。解決の糸口なんてまったく見えないんだから。

そんなところではなく、ピンポイントで共感してくれる経験者のところに相談しにいく。もうＨＰ《エイチピー》（ゲーム用語で、生命力）猛烈に少なくなっているから、よけいな体力は極力使わないようにしないと。緊急事態の場合、被害者を守ってくれるシェルターというのもあるし、保育園では子どもを預かってくれる。生活保護も児童手当も受けられる。もしそんな生活が嫌というのであれば、あなた自身もすでに病気。被害者ではなくて加害者になっている。とにかく子どものことを最優先すべきなんです。

月乃――まずは行動に移すことが第一ということですね。

なぐらなくても暴力は暴力

西原――わたしのところに相談に来る人の中に、お金もないからといって相談にも行かないし夜逃げもしないという人がいます。これは専業主婦がもっとも陥りやすいケース。それまでずっと家だけだった主婦の中には、次の行動をどうとっていいかまったくわからず、ただガマンし続ける人がいる。そんな人には「あなたも加害者ですね」とはっきり伝えます。「お金を貯めようと思って、今パートしてるの」なんてのんきなこと言っている場合じゃない。今すぐ逃げなさいと。すると今度は、どうやって逃げたらいいかわからないとくる。子どもが非日常、非常事態に置かれているわけだから緊急の対応が必要なのに。

月乃――精神的なＤＶ（ドメスティック・バイオレンス＝家庭内暴力）も生活保護を受ける要件として認められることは知っていたほうがいいですね。

西原――ある依存症者の家族の人が言っていたな。「ＤＶといっても、わたしなぐられたことないの」って。直接的な暴力でなくても、精神的なＤＶもじゅ

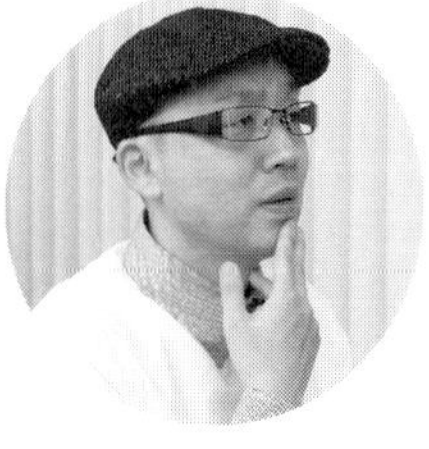

うぶんＤＶとして認められます。そうした対応策があることは、けっこう知られていないんですよね。着の身着のままだっていいじゃないですか、子どもに学校ひと月くらい休ませたっていいじゃないですか。わたしの離婚はそうしました。これはまずいと危険を感じたら、とにかく今すぐ逃げなさいと。それを決断するのは本人だけなんですよね。

月乃――わたしの経験則では、逃げるのと警察呼ぶのと救急車を呼ぶのは、ためらわないほうがいい。

西原――大暴れして強制入院してくれればまだいいんだけど、立ち回りのうまい人もいますからね。証拠がないのにどうしたらいいかと考える人もいるかもしれないけれど、考えすぎず行動に移すことが先決だと思います。

月乃――保健所の酒害相談、ケースワーカー、それから家族の相談にものってくれる依存症専門の病院、中間施設（依存症者が社会復帰するまでを助ける施設）などで、さまざまな時間にカウンセリングやミーティングも開催されています。わたしの場合は中間施設の「マック（ＭＡＣ）」のミーティングに出ていました。そうした情報はネット検索すればすぐにわかる。「自助グループ」とか「断酒会」とか「アラノン」とか、「断酒会家族会」といったキーワードで検索すると、いろいろ見つかると思います。けっこう身近にあるものなんですよ（巻末付録参照）。

西原――必ず出口はあるものですよね。どうしようもない状況に風穴をあけるためにも、先輩の話や経験者のアドバイスを聞くというのも大事です。変なまじない師みたいなところに行かないで、専門に対応してくれるところに相談に行く。正しい知識を身につけてほしいです。

間違いなく死期を早める病気

月乃――それにしても、話を聞けば聞くほど西原さんのところ、依存症者やその家族の駆け込み寺みたいになっていませんか。

西原――たしかにね。でもこれは経験者じゃないと理解し合えないことだから。鴨ちゃんの場合、結局腎臓がんで亡くなってしまったけれど、短期間でも依存症から回復して、とても幸せに暮らすことができた。彼の死をひとつのメッセージとして受けとめ、現在、依存症で悩んでいる当事者や家族の方々にも必ず未来があることを伝えたいんです。

月乃――死は最大のメッセージですからね。病気にかぎらず、死を身近に現実のものとして感じることは大事ですね。それをいかに受けとめ、いかに伝えるかというのが、今のわたしたちの役割かもしれません。

西原――実際、「鴨ちゃんは、病気を治して幸せに亡くなったんだよね。偉いよね」って言って、お酒をやめたという人はたくさんいるんです。亡くなっていった人のそうしたメッセージを受けとめてほしい。

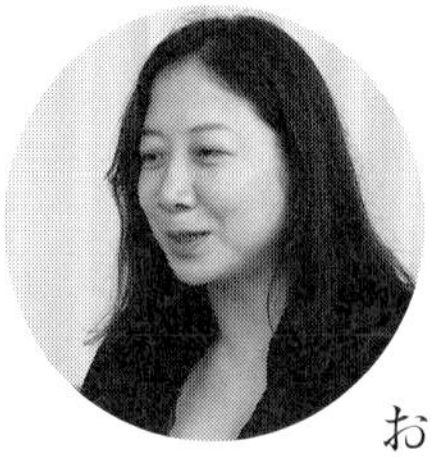

月乃――一昔前であれば、精神科病院に入れられて、そのまま死んでいったような人が、自助グループやカウンセリングに参加して、また一週間後に会おうと語

り合っていると、なんとか飲まずに一週間後に集まることができ、命をとりとめることができるものなんです。

西原――それでもいっしょに頑張ろうとやってきた仲間が、スリップ（再飲酒）して亡くなったりするわけじゃないですか。そうすると、「次は自分？」ってことになる。そこで初めて死というものに直面するってこともありますよね。

月乃――わたしもそうなんです。自殺未遂して何度も病院に運ばれたんですが、アルコール病棟で周りの患者たちがつぎつぎに亡くなっていくのを見ていたら、死にたくないとはっきり気づいた。自助グループでも、仲間たちの死に直面して、自分は死にたくないと。この経験が、お酒をやめたいちばんの理由です。自殺しようとする人は、現実逃避から死を選ぶけれど、本来はよりよい生き方を望んでいるはずなんです。

この先、遺伝子治療などが発達して、たとえば脳内の神経伝達物質を操作したりして、お酒をコントロールできるようになったとしても、わたしは手術までしてお酒を飲みたいとは思わない。最終的には生き方の問題だと思いますが、かつての状況が戻ってくるほうがよっぽど怖い。

西原――鴨ちゃんも、アルコール病棟で病気の怖さが骨身にしみたと思います。お見舞いに行ったときに、彼が小声で、「あの人はスリップ（再飲酒）するよ、この人は治るよ」ということを教えてくれました。

「この病気は、自分より強い人にはペコペコして、自分より弱い人には徹底的に攻撃するんだ。

これは依存症の典型的な症状なんだよ」とも言っていた。

お前がそうだったんだよって、笑ってしまいましたけれどね。彼もそれがわかっている。だから病気を治すためにプライドもすべて捨てて、トイレ掃除から床の掃除まで日々黙々とやってました。

月乃――鴨志田さんの断酒は、やっぱり西原さんとの離婚が大きかったのでしょうか。

西原――離婚してしばらくして、お酒をやめると何遍も言ってきたけれど、わたしは知らん顔してました。だってこれまでさんざんだまされてきたんですからね。そのころわたしはわたしで、うつ病になってしまって精神科の先生に通っていました。

月乃――離婚の疲れやストレスがいっきに出てきたんでしょうね。

西原――そうかもしれません。トラック一周したくらいに心臓がドキドキしてのどが渇いて、涙がとまらないという状態でした。ああ疲れ出てきちゃったなぁ、これは病院に行こうと。

月乃――依存症もうつ病も早い治療にこしたことはない。

西原――家の近くにある精神科だったのですが、その先生はとても物腰がやわらかで、信頼できる方でした。薬を飲んだら眠れるようになったので、鴨ちゃんから電話があったある日、「わたしさぁ、病気になっちゃって、病院でもらった薬を飲んだらよく眠れるようになったんだよ。今はいい薬があるんだね。この薬があったら、お酒を飲む前や吐血する前に眠れるからいいかもしれないよ」ってことを話したの。そうしたら、「そうか、じゃあ僕も行ってみようかな」

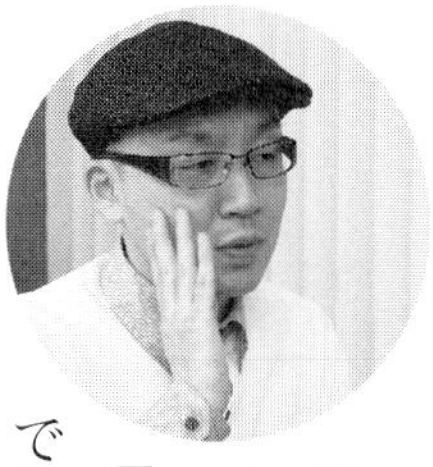

って、その病院に自分から行ってくれた。思い返せば、あれが離婚してから初めて会話が通じた瞬間だったかもしれません。

月乃――鴨志田さん自らが精神科の治療を受けようと行動してくれたことは幸いでしたね。内科や外科では、アルコール依存症という病気すらじゅうぶんに理解していない医者も多いから。

西原――その先生は、彼がアルコール依存症であることを明らかに知っていたけれども、しばらく様子を見てくれていたようです。そのころ抗酒剤を飲んで、お酒を飲み、コンビニの前で倒れて頭を十針縫う大けがをしたんです。翌日はその精神科に通う日だったのですが、よれよれの姿でやってきた彼に先生は、「鴨志田さん、あなたアルコール依存症です。入院しましょうね」と。そこで初めて彼は「はい」と素直に答えて、治療が始まりました。精神科のいい先生に恵まれたことが、鴨ちゃんを素直にさせてくれたんです。

月乃――最近はうつ病患者が多いから、精神科でも、薬を出しておしまいということもまああるし、アルコール依存症のことをよく知らない先生もいます。中には、自助グループは危険だから行かないほうがいいという人さえいる。アルコール依存症の病院選びのポイントは、依存症を専門に扱っている病院であるか、あるいは依存症治療の経験や専門病棟にいたことのある先生かということだと思います。

西原――エキスパートがいる病院を選ぶと…。今の医学は驚くほど細分化していて、ほかの分野を知らない先生って本当に多いよね。周りでも、内科外科をたらい回しにされた人がへとへとになっているもの。

月乃――肝臓がわるくて入退院を繰り返す人は、アルコール依存症の可能性が高いはずですが、内科医で適切な対応をしてくれるところは少ない。それが現実です。

信用の回復には時間が必要

西原――わたしが依存症者をもつ家族に伝えたいのは、記憶は上書きができるということ。そして、治療してよくなってきたら、定期的に病院に行って、本人に会うようにしてくださいということです。

この前もタクシーの運転手さんに話しかけられて、「自分もかつて依存症で、家族に出て行かれました。二度と酒を口にしていませんが、いっこうに会ってくれません。それはそうですよ。ほんとにひどいことをしてきましたから」と。それで、「大丈夫ですよ。時間はかかるかもしれませんが、治ったその状態をキープしてください。必ず理解してくれるときがきますから。そして会ってくれれば、家族の皆さんもあなたが好きだったころを必ず思い出しますから」と話しました。

運転手さん、感激されて、この紙に何か書いてくださいと頼まれたので、「もう一生分飲みました」って書いて渡しました。

月乃――わたしも一生分飲んだなぁ（笑）。病院を退院して人生やり直そう、頑張りますと言ったって、最初はだれも信じてくれません。三回も入院して嘘ばっかりついてきたんだから当然です。

退院して一人暮らしをするのにアパートを借りたとき、親が火災保険をかけようとしたんですね。というのも、わたしには飲酒すると火をつける癖もありましたから。一年お酒をやめても信用してくれなかったけれど、三年経ってようやく信じてくれるようになりました。

たしかに時間はかかるけれど、治っていくと、顔が変わるからわかりますよ。ぱっと見てわかるほど、明らかに変わってくる。お酒をやめた仲間の一人に離婚話が持ち上がったんだけど、奥さんが彼の顔が変わったといって離婚しませんでした。その夫婦は今も幸せに暮らしています。断酒して三年、五年かかるかもしれませんが、回復したときの顔は必ず変わっているから、会ってくれたら家族もきっと理解してくれると思います。

西原――たしかに鴨ちゃんも帰ってきたときの顔が違いましたね。今、断酒百日目の人がよく家にやってくるんだけど、その人も顔が変わってきています。

月乃――治ったかどうかは、ことばよりも顔や行動でわかるから、現在当事者の方も希望をもってほしい。

西原――奥さんや子どもたちは深く傷ついていると思う。でもそうした患者の変化にも気づいてほしいですね。いいところだけ見れば、いい思い出が必ずよみがえってくる。

鴨ちゃんが治って帰って来て、子どもといっしょに食事したり、掃除したり、ゴミを出してくれたりという生活ができるようになったとき、「そうそう。この人、こういう人だった。やさしくてまじめな人だった」って思い出しました。第一こんな人じゃなきゃ好きになるわけないし、結婚だってするわけないよなぁと。

うちの子どもたちも、鴨ちゃんのいいところしか覚えていませんよ。あの子たちが五歳から八歳の間、治っていく鴨ちゃんを見舞いにずっと家族で病院に行っていたの。おしっこパックつけて、チューブだらけのそれは悲惨な姿を隠さずに見せ続けた。それでも子どもたちは父親が大好きでしたよ。

結局夫婦というのは共犯ですからね。被害者は子ども。子どものためになんとかしようとするのが親だと思う。だからわたしは、決して子どもたちの前で夫の悪口は言わない。子どもたちは、お父さん大好きなのに、わたしがその人の悪口を言ったらどうしようもないからね。

退院後の二、三日の間の彼の言動を見て触れて、人間の記憶というのは、どんなにつらいことがあっても、いい記憶に書き換えられることをわたしは知りました。ある日突然神が降りてきたって感じ。遠藤周作さんや曾野綾子さんは、こんな感じで神と出会ったのかしらっていうような、とても気持ちのいい幸せな時間でした。その後の半年は本当に幸せでしたよ。だから過去の地獄のような六年間に蓋《ふた》をすることができたんです。

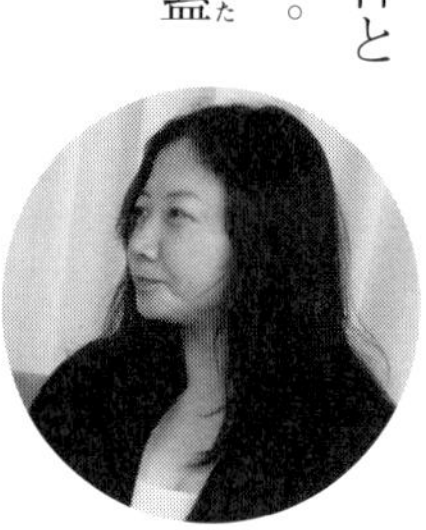

月乃――鴨志田さんは別の病気で残念なことになってしまったけれど、幸せな最期が迎えられてよかったですね。依存症になっても、正しい治療をして、健康な心身に戻って幸せになった家族をわたしはいくつも知っています。つらかった経験があるがゆえに、今はとても楽しく幸せに暮らしている家族や夫婦はたくさんいるんですよ。

西原――死線をくぐり抜けて来た人たちだから、この幸せを守ろう、大事にしようという家族は多いですよね。家族の方は、もうひとつ力を振り絞って一歩を踏み出してほしいです。

断酒を続けるためのヒント

西原――月乃さんは、再飲酒しないためにどんなことを気をつけているんですか。

月乃――酒とセットになったことは、やらないようにしてますね。

西原――ビール飲まないために、ギョーザを注文しないという感じね。

月乃――そう。今でこそラーメン屋にも行くけど、治療をしていたときは行かないようにしていました。ああいうところに行くと、座った途端に「ビール」って注文したくなるから（笑）。

先輩からは一人で食事するなともアドバイスされましたね。

西原――ウーロン茶って言えずに、ウーロンハイってなっちゃうのね（笑）。

月乃――そうそう（笑）。ギャンブルしながらお酒を飲んでいた人はギャンブルを控える。プロレス見ながらお酒飲んでいた人はプロレスを見ないようにする。お酒とコンビになっていたことはできるだけ避けることが、再飲酒を防ぐことにつながります。

　仲間うちでさまざまなケーススタディーがありまして、アルコール摂取をやめたての時期は、パートナーを求めることも控えたほうがいいというのもあるんです。というのは、先にも話したように、不安定な時期って相手に依存してしまう傾向が強いから。

西原——なるほどね。月乃さんが参加している自助グループでは、どういうことをしているの。

月乃——基本的には、あるひとつのテーマについてメンバーが順番に話していくスタイルが多いですね。

　たとえば「最初の一杯」というテーマが与えられて、それぞれ自分の体験や、考えたことをみんなの前で話していきます。

「わたしはこれまで三回入院して、最初の一杯はいけないとさんざん忠告されて退院したのに、一杯ぐらい、いいじゃないかと思って飲んだのが再飲酒につながって、一週間飲み続けてしまった」——そうした過去をみんなの前で話していると、そうだった、あのとき一杯ぐらいと思ったのが再飲酒につながったのだと記憶がよみがえってくる。

　そうした仲間の体験談というのはけっこう笑えるもので、セラピーの時間の中で、共感とユーモアを交えながら過去の自己確認ができるんです。それが断酒の動機づけになるし、安心や幸せも感じられる。

　要するに、こんなことがあって嫌だったとか、女や金が欲しい、と欲望を仲間に告白しているにすぎませんが（笑）。でも、一人だったら自分の中で悶々《もんもん》と巡り続けている妄想を、仲間の前ではき出すことで、一種の浄化作用というか、マイナスの感情をためずに縮小させることができる。さらにそこでわたしは、許すことを徹底して学びました。許して許して許しまくることを覚えてから、ずいぶん楽になりました。

西原――鴨ちゃんが通っていた自助グループは一期、二期、三期と開放病棟に進んでいくシステムでしたね。

生きるための希望

月乃――鴨志田さんが依存症から立ち直ったいちばんの理由は何だと思われますか。

西原――何度か電話でやりとりしていたときに、「治ったら帰って来てもいいよ」と彼に話したことがあるんです。もう長くないと医者にも聞かされていて、つい言っちゃったの。

月乃――それは、いつごろのことですか。

西原――離婚して、彼が入院する少し前だと思います。そのころ知人の医者から「あなたの膝《ひざ》の上で彼を見送ってあげなさい。そのほうがあなたにとっても幸せだから」とも言われていて、そのときは、今度会ったらコロされるかもしれない、あんな恐ろしい目はこりごりだと思っていた。ところが先生は、「大丈夫、彼はもう治っている。絶対いい人になっているから」って。

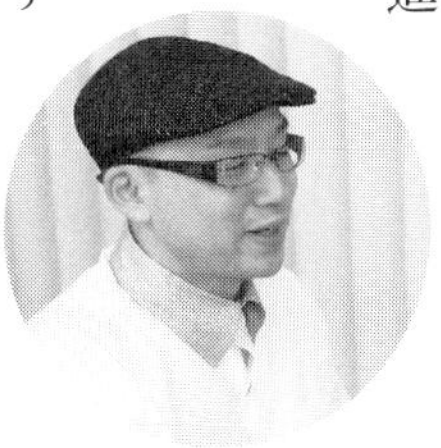

そうしたら本当に帰って来た。
　その先生は、すべての患者に希望を与えてあげるのが最善の対応と考えている方なんです。絶望を与えると人は簡単に死んでしまう、患者に与えていいのは希望だけ。そうすれば必ずよい方向に向かうと。だから鴨ちゃんも希望と幸せの中で亡くなることができた。いい方向に向かったんです。

月乃——入院中は優等生だったそうですね。

西原——がんが再発したときも「俺はがん治療はしない。外に出たらまた再飲酒してしまうかもしれないから、ここで依存症の治療を続ける」と言っていました。家に帰ることが本心から望みだったようです。

月乃——シンプルな欲望に気づくことが、お酒をやめる動機づけになるというのはよくいわれることですが、それは事実でしょうね。
　治療して依存症が治っても、当事者が現実社会に復帰するのは簡単なことではありません。一般社会に出たら、またすべてが否定されかねない。そうした意味でも自助グループの集まりは、わたしにとって大きな救いになりました。自分のダメなところをさらけ出して、ダメ自慢しながらみんなで笑い合える場がなかったら、わたしは立ち直れなかったかもしれない。

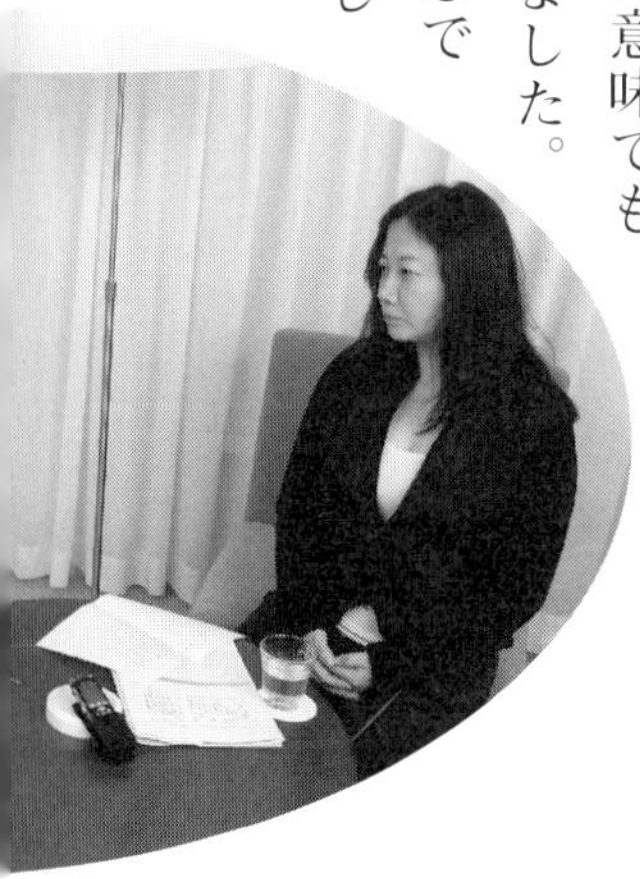

西原——しかも治ってからしばらくは、壮大な二日酔いが続いている状態だし。

月乃——そうです。わたしはお酒をやめてからも壮絶な恨みつらみが継続していて、一人で家にいると、大声で独りごとを言ったり、親に当たったりしていました。それがすっかり抜けるまでに三年かかりました。

西原——知人の精神科の医者は、患者の病気を治して外に出してやると自殺してしまうって嘆いてましたね。それだけ社会、世間のほうが厳しいということ。ぎりぎりのところでなんとか自分を守ってきた人をまた外にたたき出してしまうことのつらさ、病気の難しさをつくづく感じると言ってました。

月乃——自分はアルコール依存症になって本当によかったと思っているんです。同じような仲間がいて、助け合えることを知らなかったら、病気にならなくても生きづらかったと思う。この世界を知ってシンプルな生き方を学んだし、共同体のありがたさも知りました。

これまでやってきたひどいことを、病気のせいだからすべて許してくれということでは決してありませんが、せめてもの償いに、今こうして自分が生きていることや経験を通して、当事者やその家族に何かしらの解決策を提案できればと思っています。

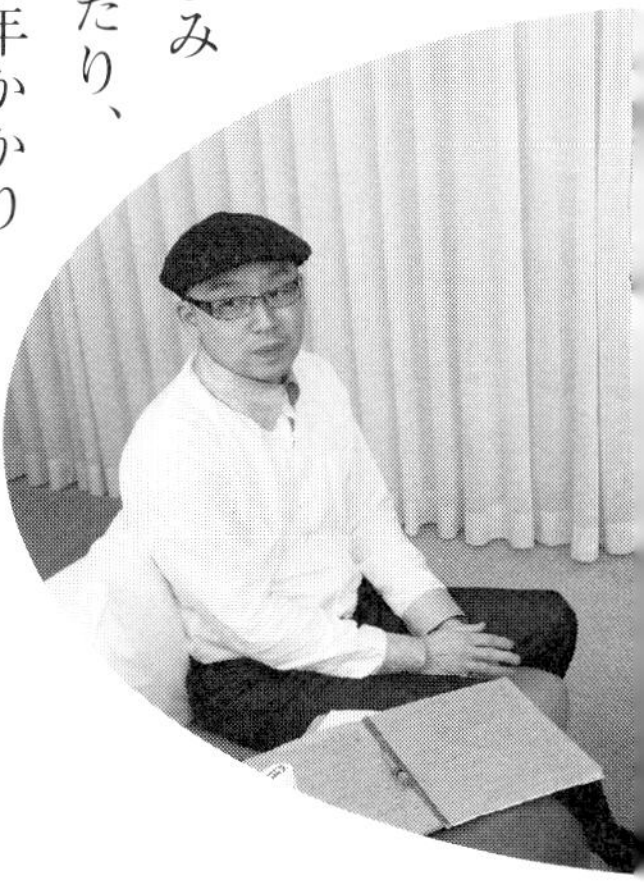

アルコール依存症に苦しまないために

月乃――西原さんは、この病気を予防するためにはどんな対応が必要だとお考えですか。

西原――やっぱり、お酒の作用について知識を広めることです。お酒は嗜好品であるとともに薬物でもあることを、どこかで知っておく機会が必要だと思います。それからアルコール依存症がどういう病気かということも。

もちろん人間、ときにはお酒を飲んで、少しずつストレス発散して、微妙にバランスを取りながらじゃないと、とても生きていけませんけれど。

月乃――このせちがらい世の中では、だれだって生きにくい。

西原――でも、この病気のことを理解せずにいたら、鴨ちゃんもみじめな死に方をしていたかもしれないし、わたしも幸せにはなれなかったと思う。

月乃――軽症のうちほど回復も早いのだから、より早い段階で依存を断ち切って、死への片道急行から途中下車してほしいものです。

西原――母親の立場で言えば、酒害の場面に子どもをさらさないということ。それが親の役割だと思う。女性は経済的にも自立するようにして、また、子どもを予備軍にしないためにも、教育環境への配慮が何より大切ということです。

月乃――おかしい言動をする人がいて、もしかしたら病気かな、と思ったとき、その人はずっと以前からこんなだったかと、ちょっとクールに考えられれば、依存症の可能性についても視野に入ってくるかもしれませんね。

西原――しかしこの病気は、みんなに嫌われる病気だからね。嘘ばかりついて大暴れして、多くの人にさんざん迷惑をかけて。それが病気の症状だから許せと言われても、なかなか納得できません。本当に人じゃないんですよ。本人の心根や性格には関係なく、こんなに悪質なことができるのかっていうようなことをするんだから…。旦那を治すよりも旦那を替えたほうが早いかもしれない。

でも、エイズもうつ病も、病気の理解が広まって、その地位が上がったんだから、この病気の身分も上げなければね。そうすることで、家族の中に憎しみが生まれないようにしてほしいというのが切なる願いです。

月乃――今の世の中で生きづらさを感じている方が、お酒以外の気晴らしの方法や人生の楽しみに巡りあえて、一人でも多く幸せになってくれればうれしいです。

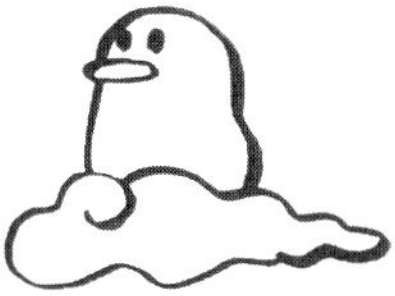

「あとがき」にかえて

月乃光司

漫画家、西原理恵子さんの元パートナー、戦場カメラマンの鴨《かも》志《し》田《だ》穣《ゆたか》氏はアルコール依存症だった。二人がこの病気に引き裂かれ、ふたたび平穏な暮らしを取り戻される経緯は、本書を読んでいただければと思う。

西原さんは、鴨志田氏の人間性の復活を見ることにより、「依存症は病気だ。お酒を飲んでの悪行は、病気の症状だった」と気づく。そして、もっと早くに依存症についての確かな知識を得ていれば、と悔やまれたのだそうだ。アルコール依存症にかかった人の寿命は平均五十二歳と短いのだが、四十二歳でこの世を去られた鴨志田さんのことを思うと、やはり無念である。

わたしはと言えば、十代の多感なころ、生きづらさに押しつぶされそうになってアルコールに走り、かつて依存症を発症した身である。幸運にも

いろいろな出会いに支えられて、二十七歳からは酒を飲まない人生を過ごしている。西原さんとは、ＮＨＫ教育テレビ『ハートをつなごう』という番組で、アルコール依存症がテーマに採りあげられたときに共演したのがご縁で、その後もアルコールにまつわる話を幾度となく交わした。

西原さんは鴨志田さんのことを「強い男」と言われているが、わたし自身は一日一日、今日も飲まないで終わった、という程度の、至ってささやかな生き延び方である。ただ、再飲酒すれば、必ず死が待っている、というおののきは、自分の人生からはぬぐえず、西原さん同様に、アルコール依存症の啓蒙本が必要だと切に思う。

本書で言いたいことは明快かつ単純である。つまり、アルコール依存症は、どんな人でもなる可能性がある。病気なので、治療のプログラムが存在する。治療は、自助グループ、中間施設、精神科、カウンセリンググループなどの施設で実践され効果を上げている。当事者が治療機関を訪れることはもちろんだが、家族が治療の突破口になることが多い、というものだ。

本書によって一人でも多くの方に、この病気の怖さを知ってほしい。日本で約八十万人、予備軍・軽症の人も数えれば、四百四十万人ともいう数を見れば、だれだって、親戚《しんせき》を見まわせば、一人二人はいる病気なのである。自堕落な酒飲みだと遠巻きにせず、会社の同僚、近所の人などとも話題にしてほしい。「そういや、最近飲み方がおかしいぞ、相談先に行ってみろ」と。

アルコール依存症の典型的な最期は、食道静脈瘤《じょうみゃくりゅう》の破裂、自殺、交通事故、転倒である。酒を飲み続け、周りから「あいつはだらしない。ダメなやつだ」と軽蔑され、家族は地獄を見続けて、果ては、おだやかな死からは遠い。しかも、飲み続ければ、必ず命を縮めてしまう。

知らず知らずに死に急いでいる人が、一人でも生き残るきっかけを本書でつかんでもらえれば、こんなにすごいことはないだろう。

酒で死ぬ予定の人が、生きるきっかけをつかめること——それが本書の目標だ。

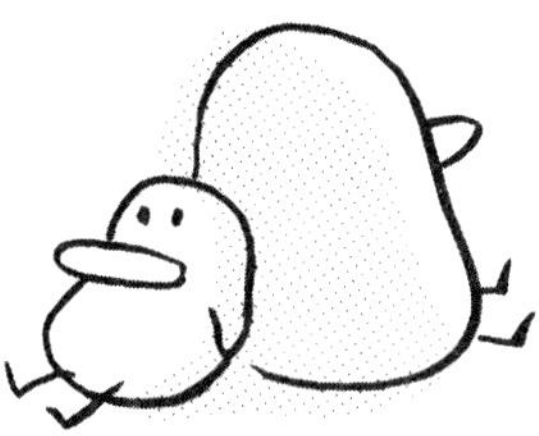

巻末付録 治療相談先のお役立ちリスト

この巻末付録のリストは2010年5月現在のものです。

公的機関の相談窓口

地域の保健所や保健センターでは、アルコール依存症に関する相談を受け付けています。不明の場合は、自治体の保健課や健康推進課などに問い合わせてください。また、精神保健福祉センターは各都道府県と政令指定都市に設置されており、依存症に関する情報の提供や相談、援助などを行なっています。

各都道府県精神保健福祉センター一覧

■北海道立精神保健福祉センター　℡011-864-7121
〒003-0027　札幌市白石区本通16丁目北6-34

■札幌こころのセンター　℡011-622-0556
〒060-0042　札幌市中央区大通西19丁目「WEST19」4F

■青森県立精神保健福祉センター　℡017-787-3951
〒038-0031　青森市大字三内字沢部353-92

■岩手県精神保健福祉センター　℡019-629-9617
〒020-0015　盛岡市本町通3-19-1
県福祉総合相談センター内

■宮城県精神保健福祉センター　℡0229-23-0021
〒989-6117　大崎市古川旭5-7-20

■仙台市精神保健福祉総合センターはあとぽーと仙台　℡022-265-2191
〒980-0845　仙台市青葉区荒巻字三居沢1-6

■秋田県精神保健福祉センター　℡018-831-3946
〒010-0001　秋田市中通2-1-51明徳館ビル1F

■山形県精神保健福祉センター　℡023-624-1217
〒990-0021　山形市小白川町2-3-30

■福島県精神保健福祉センター　℡024-535-3556
〒960-8012　福島市御山町8-30

■茨城県精神保健福祉センター　℡029-243-2870
〒310-0852　水戸市笠原町993-2

■栃木県精神保健福祉センター　℡028-673-8785
〒329-1104　宇都宮市下岡本町2145-13

■群馬県こころの健康センター　℡027-263-1166
〒379-2166　前橋市野中町368

■埼玉県立精神保健福祉センター　℡048-723-1111
〒362-0806　北足立郡伊奈町小室818-2

■さいたま市こころの健康センター　℡048-851-5665
〒338-0003　さいたま市中央区本町東4-4-3

■千葉県精神保健福祉センター　℡043-263-3891
〒260-0801　千葉市中央区仁戸名町666-2

■千葉市こころの健康センター　℡043-204-1582
〒261-0003　千葉市美浜区高浜2-1-16

■東京都立精神保健福祉センター　℡03-3842-0948
〒110-0004　台東区下谷1-1-3

■東京都立多摩総合精神保健福祉センター　℡042-376-1111
〒206-0036　多摩市中沢2-1-3

■東京都立中部総合精神保健福祉センター　℡03-3302-7575
〒156-0057　世田谷区上北沢2-1-7

■神奈川県精神保健福祉センター　℡045-821-8822
〒233-0006　横浜市港南区芹が谷2-5-2

■横浜市こころの健康相談センター　℡045-476-5505
〒222-0035　横浜市港北区鳥山町1735

■川崎市精神保健福祉センター　℡044-201-3242
〒210-0004　川崎市川崎区宮本町2-32

■相模原市精神保健福祉センター　℡042-769-9818
〒252-5277　相模原市中央区富士見6-1-1
ウェルネスさがみはら7F

■山梨県立精神保健福祉センター　℡055-254-8644
〒400-0005　甲府市北新1-2-12

■長野県精神保健福祉センター　℡026-227-1810
〒380-0928　長野市若里7-1-7

■新潟県精神保健福祉センター　℡025-280-0111
〒950-0994　新潟市中央区上所2-2-3
新潟ユニゾンプラザハート館

■新潟市こころの健康センター　℡025-232-5560
〒951-8133　新潟市中央区川岸町1-57-1

■富山県心の健康センター　℡076-428-1511
〒939-8222　富山市蜷川459-1

■石川県こころの健康センター　℡076-238-5761
〒920-8201　金沢市鞍月東2-6

■福井県精神保健福祉センター　℡0776-26-7100
〒910-0005　福井市大手3-7-1繊協ビル2F

■岐阜県精神保健福祉センター　℡058-273-1111
〒500-8385　岐阜市下奈良2-2-1

■静岡県精神保健福祉センター　℡054-286-9245
〒422-8031　静岡市駿河区有明町2-20
静岡総合庁舎別館3F

■静岡市こころの健康センター　℡054-285-0434
〒422-8006　静岡市駿河区曲金3-1-30

■浜松市精神保健福祉センター　℡053-457-2709
〒430-0929　浜松市中区中央1-12-1
県浜松総合庁舎4F

■愛知県精神保健福祉センター　℡052-962-5377
〒460-0001　名古屋市中区三の丸3-2-1

■名古屋市精神保健福祉センター　℡052-483-2095
〒453-0024　名古屋市中村区名楽町4-7-18

■三重県こころの健康センター　℡059-223-5241
〒514-8567　津市桜橋3-446-34
三重県津庁舎保健所棟2F

■滋賀県立精神保健福祉センター　℡077-567-5010
〒525-0072　草津市笠山8-4-25

■京都府精神保健福祉総合センター　℡075-641-1810
〒612-8416　京都市伏見区竹田流池町120

■京都市こころの健康増進センター　℡075-314-0355
〒604-8845　京都市中京区壬生東高田町1-15

■大阪府こころの健康総合センター　℡06-6691-2811
〒558-0056　大阪市住吉区万代東3-1-46

■大阪市こころの健康センター　℡06-6922-8520
〒534-0027　大阪市都島区中野町5-15-21

■堺市こころの健康センター　℡072-258-6646
〒591-8021　堺市北区新金岡町5-1-4北区役所内

■兵庫県立精神保健福祉センター　℡078-252-4980
〒651-0073　神戸市中央区脇浜海岸通1-3-2

■神戸市こころの健康センター　℡078-672-6500
〒652-0897　神戸市兵庫区駅南通5-1-2-300

■奈良県精神保健福祉センター　℡0744-43-3131
〒633-0062　桜井市粟殿1000

■和歌山県精神保健福祉センター　℡073-435-5194
〒640-8319　和歌山市手平2-1-2

■鳥取県立精神保健福祉センター　℡0857-21-3031
〒680-0901　鳥取市江津318-1

■島根県立心と体の相談センター　℡0852-21-2885
〒690-0011　松江市東津田町1741-3
いきいきプラザ島根2F

■岡山県精神保健福祉センター　℡086-272-8839
〒703-8278　岡山市中区古京町1-1-10-101

■岡山市こころの健康センター　℡086-803-1273
〒700-8546　岡山市北区鹿田町1-1-1

■広島県立総合精神保健福祉センター パレアモア広島
℡082-884-1051
〒731-4311　安芸郡坂町北新地2-3-77

■広島市精神保健福祉センター　℡082-245-7731
〒730-0043　広島市中区富士見町11-27

■山口県精神保健福祉センター　℡0835-27-3480
〒747-0801　防府市駅南町13-40
山口県防府総合庁舎2F

■徳島県精神保健福祉センター　℡088-625-0610
〒770-0855　徳島市新蔵町3-80

■香川県精神保健福祉センター　℡087-804-5566
〒760-0068　高松市松島町1-17-28

■愛媛県心と体の健康センター　℡089-911-3880
〒790-0811　松山市本町7-2
愛媛県総合保健福祉センター3F

■高知県立精神保健福祉センター　℡088-821-4966
〒780-0850　高知市丸の内2-4-1

■福岡県精神保健福祉センター　℡092-582-7500
〒816-0804　春日市原町3-1-7

■北九州市立精神保健福祉センター　℡093-522-8729
〒802-8560　北九州市小倉北区馬借1-7-1
「アシスト21」5F

■福岡市精神保健福祉センター　℡092-737-8825
〒810-0073　福岡市中央区舞鶴2-5-1「あいれふ」6F

■佐賀県精神保健福祉センター　℡0952-73-5060
〒845-0001　小城市小城町178-9

■長崎県長崎こども・女性・障害者支援センター
℡095-846-5115
〒852-8114　長崎市橋口町10-22

■熊本県精神保健福祉センター　℡096-359-6401
〒860-0844　熊本市水道町9-16

■大分県こころとからだの相談支援センター
℡097-541-6290
〒870-1155　大分市大字玉沢字平石908

■宮崎県精神保健福祉センター　℡0985-27-5663
〒880-0032　宮崎市霧島1-1-2

■鹿児島県精神保健福祉センター　℡099-255-0617
〒890-0065　鹿児島市郡元3-3-5

■沖縄県立総合精神保健福祉センター
℡098-888-1443
〒901-1104　島尻郡南風原町宮平212-3

アルコール依存症の専門医療機関

アルコール依存症の治療の場合、精神科全般を診るところよりも、アルコール（依存症）専門の窓口を設けている医療機関を訪ねたほうが適切です。すべての都道府県が含まれるように、主だった専門の医療機関を紹介しています。
受診を希望される場合は、必ず電話で問い合わせをして、診療内容、診療日時、予約の要不要などを確認してください。

（2010年5月・久里浜アルコール症センター調べ）

北　海　道

■医療法人北仁会 旭山病院　℡011-641-7755
〒064-0946　札幌市中央区双子山4-3-33

■札幌医科大学付属病院　℡011-611-2111
〒060-8543　札幌市中央区南1条西16丁目291

■医療法人社団 五稜会病院　℡011-771-5660
〒002-8029　札幌市北区篠路9条6-2-3

■医療法人 ときわ病院　℡011-591-4711
〒005-0853　札幌市南区常盤3条1-6-1

■医療法人北仁会 石橋病院　℡0134-25-6655
〒047-8585　小樽市長橋3-7-7

■医療法人社団志恩会 相川記念病院　℡0166-51-3421
〒070-0842　旭川市大町2条15-92-16

■医療法人社団博仁会 大江病院　℡0155-33-6332
〒080-2470　帯広市西20条南2-5-3

■医療法人恵仁会 空知病院　℡0126-22-2072
〒068-0851　岩見沢市大和1条8-1

■総合病院 伊達赤十字病院　℡0142-23-2211
〒052-0021　伊達市末永町81

■医療法人社団修徳会 林病院　℡0135-22-5188
〒046-0012　余市郡余市町山田町50

■総合病院 浦河赤十字病院　℡0146-22-5111
〒057-0007　浦河郡浦河町東町ちのみ1-2-1

■北海道立緑ヶ丘病院　℡0155-42-3377
〒080-0334　河東郡音更町緑が丘1

青　森　県

■青森保健生活協同組合 生協さくら病院　℡017-738-2101
〒030-0131　青森市問屋町1-15-10

■医療法人芙蓉会 芙蓉会病院　℡017-738-2214
〒030-0133　青森市雲谷字山吹93-1

■津軽保健生活協同組合 藤代健生病院　℡0172-36-5181
〒036-8373　弘前市藤代2-12-1

岩　手　県

■独立行政法人国立病院機構 花巻病院　℡0198-24-0511
〒025-0033　花巻市諏訪500

■岩手県立南光病院　℡0191-23-3655
〒029-0131　一関市狐禅寺字大平17番地

宮　城　県

■医療法人東北会 東北会病院　℡022-234-0461
〒981-0933　仙台市青葉区柏木1-8-7

■ワナクリニック　℡022-275-8186
〒981-0915　仙台市青葉区通町2-9-1

■宮千代加藤内科医院　℡022-235-8876
〒983-0044　仙台市宮城野区宮千代1-2-9

秋　田　県

■医療法人緑陽会 笠松病院　℡018-828-2258
〒010-1654　秋田市浜田字藍ノ原52

■特定医療法人仁政会 杉山病院　℡018-877-6141
〒018-1401　潟上市昭和大久保字北野出戸道脇41

山　形　県

■社会医療法人公徳会 若宮病院　℡023-643-8222
〒990-2451　山形市吉原2丁目15-3

■米沢市立病院　℡0238-22-2450
〒992-8502　米沢市相生町6-36

■医療法人二本松会 上山病院　℡023-672-2551
〒999-3103　上山市金谷字下河原1370

■社会医療法人公徳会 佐藤病院　℡0238-40-3170
〒999-2221　南陽市椚塚948-1

福　島　県

■医療法人明精会 会津西病院　℡0242-56-2525
〒969-6192　会津若松市北会津町東小松2335

■財団法人星総合病院 星ヶ丘病院　℡024-952-6411
〒963-0211　郡山市片平町字北三天7

■医療法人 大島クリニック ℡024-934-3960
〒963-8014 郡山市虎丸町14-4丸三ビル2F

■医療法人社団石副会 四倉病院 ℡0246-32-5321
〒979-0203 いわき市四倉町下仁井田字南追切2-2

茨　城　県

■医療法人新生会 豊後荘病院 ℡0299-44-3211
〒315-0112 石岡市部原760-1

栃　木　県

■栃木県立岡本台病院 ℡028-673-2211
〒329-1104 宇都宮市下岡本町2162

群　馬　県

■特別・特定医療法人群馬会 赤城高原ホスピタル ℡0279-56-8148
〒379-1111 渋川市赤城町北赤城山1051

埼　玉　県

■医療法人社団恵仁会 与野中央病院 ℡048-624-2211
〒331-0054 さいたま市西区島根65

■ひがメンタルクリニック ℡048-641-2133
〒330-0803 さいたま市大宮区高鼻町1-305

■医療法人秀山会 白峰クリニック ℡048-831-0012
〒330-0071 さいたま市浦和区上木崎4-2-25

■医療法人藍生会 不動ヶ丘病院 ℡0480-62-3005
〒347-0058 加須市大字岡古井107

■埼玉県立精神医療センター ℡048-723-1111
〒362-0806 北足立郡伊奈町小室818-2

千　葉　県

■医療法人明萌会 大塚クリニック ℡043-242-3000
〒263-0031 千葉市稲毛区稲毛東3-19-16

■医療法人社団健仁会 船橋北病院 ℡047-457-7151
〒274-0054 船橋市金堀町521-36

■医療法人梨香会 秋元病院 ℡047-445-8321
〒273-0121 鎌ヶ谷市初富808-54

東　京　都

■京橋メンタルクリニック ℡03-5203-1930
〒104-0031 中央区京橋1-2-4八重洲ノリオビル8F

■医療法人社団學風会 さいとうクリニック ℡03-5476-6550
〒106-0045 港区麻布十番2-14-5 麻布十番Aビル

■医療法人社団慈友会 慈友クリニック ℡03-3360-0031
〒169-0075 新宿区高田馬場4-3-11

■医療法人社団こころの会 グループタカハシクリニック ℡03-5703-1321
〒144-0052 大田区蒲田4-29-11高橋ビル

■東京都立松沢病院 ℡03-3303-7211
〒156-0057 世田谷区上北沢2-1-1

■医療法人社団榎会 榎本クリニック ℡03-3982-5321
〒171-0021 豊島区西池袋1-2-5

■医療法人社団利田会 周愛利田クリニック ℡03-3911-3050
〒114-0016 北区上中里3-6-13

■医療法人社団翠会 成増厚生病院
（東京アルコール医療総合センター） ℡03-5998-0051
〒175-0091 板橋区三園1-19-1

■医療法人財団厚生協会 東京足立病院 ℡03-3883-6331
〒121-0064 足立区保木間5-23-20

■独立行政法人 国立精神・神経医療研究センター ℡042-341-2711
〒187-8551 小平市小川東町4-1-1

■医療法人財団青渓会 駒木野病院 ℡042-663-2222
〒193-8505 八王子市裏高尾町273

■医療法人社団東京愛成会 高月病院 ℡0426-91-1131
〒192-0005 八王子市宮下町178

■医療法人光生会 平川病院 ℡0426-51-3131
〒192-0152 八王子市美山町1076

■医療法人社団天佑会 三船クリニック ℡042-523-6693
〒190-0023 立川市柴崎町3-5-7安田ビル4F

■財団法人 井之頭病院 ℡0422-44-5331
〒181-8531 三鷹市上連雀4-14-1

■医療法人社団碧水会 長谷川病院 ℡0422-31-8600
〒181-8586 三鷹市大沢2-20-36

■医療法人社団正心会 よしの病院 ℡042-791-0734
〒194-0203 町田市図師町2252

■社会福祉法人桜ヶ丘社会事業協会 桜ヶ丘記念病院 ℡042-375-6310（相談室直通）
〒206-0021 多摩市連光寺1-1-1

神　奈　川　県

■まこと心のクリニック ℡045-222-8050
〒231-0032 横浜市中区不老町1-5-11 K-SPIREビル3F

■医療法人社団祐和会 大石クリニック ℡045-262-0014
〒231-0058 横浜市中区弥生町4-41大石第一ビル

■神奈川県立精神医療センター せりがや病院　℡045-822-0365
〒233-0006　横浜市港南区芹が谷2-3-1

■独立行政法人国立病院機構 久里浜アルコール症センター　℡046-848-1550
〒239-0841　横須賀市野比5-3-1

■岩崎メンタルクリニック　℡0466-25-6363
〒251-0024　藤沢市鵠沼橘1-16-14ヤマキビル3F

■学校法人北里研究所 北里大学東病院　℡042-748-9111
〒252-0380　相模原市南区麻溝台2-1-1 ※通院のみ

■ゆたかクリニック　℡042-701-2270
〒252-0303　相模原市南区相模大野3-1-7
エピカビル3F

新潟県

■医療法人恵松会 河渡病院　℡025-274-8211
〒950-0012　新潟市東区有楽1-15-1

■新潟県立精神医療センター　℡0258-24-3930
〒940-0015　長岡市寿2-4-1

富山県

■富山市立富山市民病院　℡076-422-1112
〒939-8511　富山市今泉北部町2-1

石川県

■石川県立高松病院　℡076-281-1125
〒929-1293　かほく市内高松ヤ36

■医療法人財団松原愛育会 松原病院　℡076-231-4138
〒920-8654　金沢市石引4-3-5

■ひろメンタルクリニック　℡076-234-1621
〒920-0024　金沢市西念3-1-32西清ビルA-1

福井県

■福井県立病院　℡0776-54-5151
〒910-8526　福井市四ツ井2-8-1

山梨県

■財団法人 住吉病院　℡055-235-1521
〒400-0851　甲府市住吉4-10-32

■地方独立行政法人山梨県立病院機構 山梨県立北病院　℡0551-22-1621
〒407-0046　韮崎市旭町上條南割3314-13

長野県

■長野県立駒ヶ根病院　℡0265-83-3181
〒399-4101　駒ヶ根市下平2901

■医療法人碧水会 信濃病院　℡0268-64-3366
〒389-0512　東御市滋野乙3297

■長野県厚生農業協同組合連合会 安曇総合病院　℡0261-62-3166
〒399-8695　北安曇郡池田町大字池田3207-1

岐阜県

■医療法人生仁会 須田病院　℡0577-72-2100
〒509-4124　高山市国府町村山235-5

■医療法人仁誠会 大湫病院　℡0572-63-2231
〒509-6471　瑞浪市大湫町121

■医療法人杏野会 各務原病院　℡058-389-2228
〒504-0861　各務原市東山1-60

■特定医療法人社団緑峰会 養南病院　℡0584-57-2511
〒503-0401　海津市南濃町津屋1508

静岡県

■医療法人進正会 服部病院　℡0538-32-7121
〒438-0026　磐田市西貝塚3781-2

愛知県

■医療法人和心会 あらたまこころのクリニック　℡052-852-8177
〒467-0066　名古屋市瑞穂区洲山町1-49

■医療法人香流会 紘仁病院　℡052-771-2151
〒463-8530　名古屋市守山区四軒家1-710

■西山クリニック　℡052-771-1600
〒460-0025　名古屋市名東区上社1-704

■医療法人資生会 八事病院　℡052-832-2111
〒468-0073　名古屋市天白区塩釜口1-403

■医療法人成精会 刈谷病院　℡0566-21-3511
〒448-0851　刈谷市神田町2-30

■医療法人豊和会 南豊田病院　℡0565-21-0331
〒470-1215　豊田市広美町郷西80

三重県

■三重県立こころの医療センター　℡059-235-2125
〒514-0818　津市城山1-12-1

■おおごし心身クリニック　℡059-255-7432
〒514-1101　津市久居明神町2157-4

■かすみがうらクリニック　℡059-332-2277
〒510-0001　四日市市八田1-13-17　ビゼンビル1F

滋 賀 県

■滋賀県立精神医療センター ℡077-567-5001
〒525-0072 草津市笠山8-4-25

京 都 府

■特定医療法人稲門会 いわくら病院 ℡075-711-2171
〒606-0017 京都市左京区岩倉上蔵町101

大 阪 府

■医療法人 藤井クリニック ℡06-6352-5100
〒534-0024 大阪市都島区東野田町1-21-7
YTビル2F

■医療法人弘心会 小杉クリニック本院 ℡06-6773-2971
〒543-0055 大阪市天王寺区悲田院町5-13

■医療法人弘心会 阿倍野小杉クリニック
℡06-6632-3303
〒545-0051 大阪市阿倍野区旭町1-1-14
第2竹澤ビル3F

■特定医療法人大阪精神医学研究所 新阿武山クリニック
℡06-6390-6772
〒532-0011 大阪市淀川区西中島4-5-22
第3新大阪ビル2F

■医療法人以和貴会 金岡中央病院 ℡072-252-9000
〒591-8012 堺市北区中村町450

■特定医療法人大阪精神医学研究所 新阿武山病院
℡072-693-1881
〒569-1041 高槻市奈佐原4-10-1

■医療法人睦会 新いずみ病院 ℡0725-53-1555
〒594-1151 和泉市唐国町4-15-48

■医療法人和気会 新生会病院 ℡0725-53-1222
〒594-1154 和泉市松尾寺町113

■医療法人引心会 小杉記念病院 ℡072-971-7771
〒582-0018 柏原市大県1-5-32

■医療法人微風会 浜寺病院 ℡072-261-2664
〒592-0003 高石市東羽衣7-10-39

■ひがし布施クリニック ℡06-6729-1000
〒577-0841 東大阪市足代3-1-7布施南ビル1F

兵 庫 県

■兵庫県立光風病院 ℡078-581-1013
〒651-1242 神戸市北区山田町上谷上字登り尾3

■医療法人社団啓生会 宋神経科クリニック
℡078-333-9281
〒650-0022 神戸市中央区元町通3-3-4

■財団法人復光会 垂水病院 ℡078-994-1151
〒651-2202 神戸市西区押部谷町西盛566

■ただしメンタルクリニック ℡0798-69-2881
〒663-8204 西宮市高松町4-37 中村ビル西宮5F

奈 良 県

■医療法人 植松クリニック ℡0742-45-7501
〒631-0824 奈良市西大寺南町2-6

■医療法人 八木植松クリニック ℡0744-25-8620
〒634-0078 橿原市八木町1-7-3 かしはらビル5F

和 歌 山 県

■医療法人旭会 和歌浦病院 ℡073-444-0861
〒641-0021 和歌山市和歌浦東3-2-38

鳥 取 県

■社会医療法人明和会 医療福祉センター渡辺病院
℡0857-24-1151
〒680-0011 鳥取市東町3-307

島 根 県

■医療法人同仁会 こなんホスピタル ℡0852-66-0712
〒699-0402 松江市宍道町白石129-1

■松江赤十字病院 ℡0852-24-2111
〒690-8506 松江市母衣町200

岡 山 県

■ゆうクリニック ℡086-225-0375
〒700-0903 岡山市北区幸町1-7

■地方独立行政法人 岡山県精神科医療センター
℡086-225-3821
〒700-0915 岡山市北区鹿田本町3-16

■財団法人慈圭会 慈圭病院 ℡086-262-1191
〒702-8508 岡山市南区浦安本町100-2

■財団法人林精神医学研究所付属 林道倫精神科神経科病院
℡086-272-8811
〒703-8520 岡山市浜472

広 島 県

■医療法人せのがわ 瀬野川病院 ℡082-892-1055
〒739-0323 広島市安芸区中野東4-11-13

■呉みどりヶ丘病院 ℡0823-72-6111
〒737-0001 呉市阿賀北1-15-45

山口県

■医療法人社団信和会 高嶺病院 TEL0836-62-1100
〒759-0134 宇部市大字善和187-2

■山口県立こころの医療センター TEL0836-58-2370
〒755-0241 宇部市大字東岐波4004-2

■医療法人杏祐会 三隅病院 TEL0837-43-0711
〒759-3802 長門市三隅中3242

徳島県

■特定医療法人あいざと会 藍里病院 TEL088-694-5151
〒711-1342 板野郡上板町佐藤塚字東288-3

香川県

■医療法人社団光風会 三光病院 TEL087-845-3301
〒761-0123 高松市牟礼町原883-1

愛媛県

■医療法人 みやもとクリニック TEL089-993-1911
〒799-2435 松山市府中800-1

高知県

■医療法人共生会 下司病院 TEL088-823-3257
〒780-0870 高知市本町3-5-13

福岡県

■雁の巣病院 TEL092-606-2861
〒811-0206 福岡市東区雁の巣1-26-1

■医療法人社団飯盛会 倉光病院 TEL092-811-1821
〒819-0037 福岡市西区飯盛664-1

■医療法人社団翠会 八幡厚生病院 TEL093-691-3344
〒807-0846 北九州市八幡西区里中3-12-12

佐賀県

■独立行政法人国立病院機構 肥前精神医療センター
TEL0952-52-3231
〒842-0192 神埼郡吉野ヶ里町三津160

長崎県

■医療法人見松会 あきやま病院 TEL0957-22-2370
〒854-0007 諫早市目代町737-1

■医療法人志仁会 西脇病院 TEL095-827-1187
〒850-0835 長崎市桜木町3-14

■医療法人清潮会 三和中央病院 TEL095-898-7511
〒851-0494 長崎市布巻町165-1

熊本県

■医療法人精翠会 吉田病院 TEL0966-22-4051
〒868-0015 人吉市下城本町1501

■医療法人有働会 菊池有働病院 TEL0968-25-3146
〒861-1304 菊池市深川433

■医療法人社団明心会 あおば病院 TEL0964-32-7772
〒869-0513 宇城市松橋町萩尾2037-1

■特定医療法人芳和会 菊陽病院 TEL096-232-3171
〒869-1102 菊池郡菊陽町原水5587

■医療法人ましき会 益城病院 TEL096-286-3611
〒861-2233 上益城郡益城町惣領1530

大分県

■医療法人社団淡窓会 大分友愛病院 TEL0973-23-5151
〒877-0062 日田市大字上野1-1

■竹下粧子クリニック TEL097-533-2874
〒870-0047 大分市中島西1-1-24中島ビル2F

宮崎県

■社団法人八日会 大悟病院 TEL0986-52-5800
〒889-1911 北諸県郡三股町長田1270

鹿児島県

■医療法人寛容会 森口病院 TEL099-243-6700
〒892-0873 鹿児島市下田町1763

■医療法人全隆会 指宿竹元病院 TEL0993-23-2311
〒891-0304 指宿市東方7531

沖縄県

■医療法人晴明会 糸満晴明病院 TEL098-997-2011
〒901-0334 糸満市字大度520

■独立行政法人国立病院機構 琉球病院 TEL098-968-2133
〒904-1201 国頭郡金武町字金武7958-1

自助グループ・その他のサポート団体

アルコール依存症の自助グループや、サポート団体の代表的なものを紹介しています。困ったときにはためらわず、問い合わせや相談をしてみてください。

（2010年5月現在）

アルコール依存症者本人の自助グループ

●断酒会（社団法人 全日本断酒連盟）

http://www.dansyu-renmei.or.jp/

【連絡先】〒101-0032　東京都千代田区岩本町3-2-2
エスコート神田岩本町101　TEL03-3863-1600

全国に600以上の断酒会をもつ団体で、無料で酒害相談を受け付け、専門治療機関の案内もしています。例会には家族も出席でき、地域によっては家族だけの例会も行なわれています。女性の依存症者の「アメシストの集い」、障害をもつ依存症者の「虹の会」もあります。ホームページに最寄りの断酒会の活動内容と連絡先が紹介されています。また、上記の【連絡先】に問い合わせれば、最寄りの断酒会の連絡先を案内してくれます。

●AA（アルコホーリクス・アノニマス®）

http://www.aajapan.org/

【連絡先】〒171-0014 東京都豊島区池袋4-17-10
土屋ビル4F　TEL03-3590-5377

アメリカで始まり、世界180か国で活動しています。入会の手続きや会費はなく、お酒をやめたいと希望する人ならだれでも参加でき、いかなる宗教、政党、団体にも縛られていません。治療や医療機関の紹介はしておらず、回復の基盤となるミーティングが全国各地で開かれています。ミーティングは大規模なものから少人数のもの、女性向け、若者向け、ゲイ・レズビアン向けなどがあります。AAの回復プログラムに関する書籍もあります。各地域のサービスセンターについては、上記の【連絡先】に問い合わせてください。

家族のための自助グループ

●特定非営利活動（NPO）法人アラノンジャパンGSO アラノン家族グループ　http://www.al-anon.or.jp/

【連絡先】〒145-0071　東京都大田区田園調布2-9-21
TEL03-5483-3313
〒100-8698　郵便事業株式会社銀座支店郵便私書箱2201

アラノン（Al-Anon）は、アルコール依存症者の家族・友人・関係者ならば、だれでも参加できる自助グループです。治療や医療機関の紹介はしておらず、ミーティングで、心の安定をはかります。ホームページで会場や日程が案内されています。また、左欄の【連絡先】も、最寄りのミーティング会場を案内してくれます。

●断酒会（社団法人 全日本断酒連盟）

断酒会はアルコール依存症者本人だけでなく家族も参加できます。左欄の【連絡先】に問い合わせてください。

その他のサポート団体

●特定非営利活動法人ASK（アルコール薬物問題全国市民協会）　http://www.ask.or.jp/

【連絡先】〒103-0007 東京都中央区日本橋浜町3-16-7-7F　TEL03-3249-2551

専門治療機関の紹介をしています。アルコールや依存性薬物の問題について、セミナーの開催や書籍・ビデオなどの制作、季刊「Be！（ビィ）」の刊行など、さまざまに活動しています。

●AKK（アディクション問題を考える会）

http://www.akk-jp.asia/

【連絡先】〒156-0057　東京都世田谷区上北沢4-30-10　上北沢第2コーポラス306
TEL03-3329-0130

アルコール依存症をはじめ、薬物・ギャンブルなど、依存症全般にわたって、啓発や回復援助などの活動をしている市民の会です。例会には本人も家族も参加できます。電話相談は03-3329-0122　火・木・金（祝祭日を除く）10：00～16：00　です。

●JES（ジャパンEAPシステムズ）

http://www.jes.ne.jp/

【連絡先】〒169-0075　東京都新宿区高田馬場4-3-7
KSビル　TEL03-3362-6669

JESは、EAP（従業員支援プログラム）を行なう民間の相談専門機関です。企業と契約して、飲酒問題がなかなか改善しない従業員に対して、職場と連携をとりながら、治療のはたらきかけや職場復帰の支援など、解決につなげていきます。

西原理恵子（さいばら・りえこ）

1964年高知県生まれ。漫画家。武蔵野美術大学卒業。88年に「週刊ヤングサンデー」の連載「ちくろ幼稚園」でメジャーデビュー。97年、フォト・ジャーナリストの鴨志田穣（故人）と結婚。著書『女の子ものがたり』『上京ものがたり』（ともに小学館）、『パーマネント野ばら』（新潮社）など多数。

月乃光司（つきの・こうじ）

1965年富山県生まれ。障害者のパフォーマンス・イベント「こわれ者の祭典」代表。高校時代より不登校、引きこもり生活を過ごし、24歳でアルコール依存症になる。27歳から酒を飲まない生活を続ける。著書に『心晴れたり曇ったり』（新潟日報事業社）ほか。

編集協力／小針かなえ　　撮影／松本祥孝（第3章）・峯岸雅昭（カバー）

西原理恵子×月乃光司の

おサケについてのまじめな話――アルコール依存症という病気

2010年7月6日　初版第1刷発行

2010年12月4日　初版第3刷発行

著　者　西原理恵子／月乃光司

発行者　伊藤礼子

発行所　株式会社 小学館

〒101-8001　東京都千代田区一ツ橋2－3－1

電話（編集）03-3230-5446

（販売）03-5281-3555

印刷所　共同印刷株式会社

製本所　牧製本印刷株式会社

制作／粕谷裕次・直居裕子・遠山礼子・星一枝・柳川結衣

販売／河合真理　　宣伝／島田由紀　　編集／中山博邦・前田昭典・香川佳子

ISBN978-4-09-387864-7